Ulla Beushausen

Wenn die Zähne knirschen ... Logopädie bei Kieferproblemen durch Craniomandibuläre Dysfunktion (CMD) und Bruxismus

Wissenswertes für Therapeuten und Betroffene

Zur Autorin

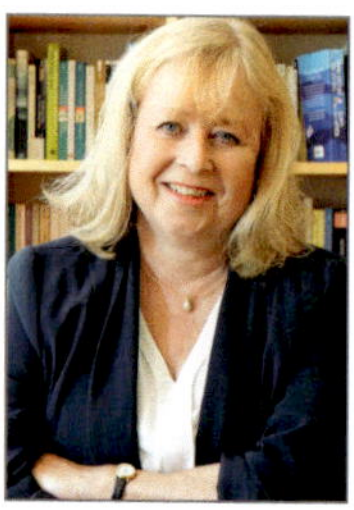

Dr. Ulla Beushausen ist Logopädin und Psycholinguistin. Sie ist Professorin an der HAWK Hochschule Hildesheim und lehrt und forscht in den Studiengängen für Ergotherapie, Logopädie und Physiotherapie. Zudem ist sie als Therapeutin in eigener Praxis in Nürnberg tätig (https://sicher-reden.de). Als Expertin für Stressmanagement engagiert sie sich in einem interdisziplinären Netzwerk rund um das Thema Kiefer und Kieferprobleme (www.vialia360.de). Von ihr sind bereits Ratgeber zu den Themen Sprechangst, Stimmstörungen und Sprachförderung im Schulz-Kirchner Verlag erschienen.

Ulla Beushausen

Wenn die Zähne knirschen ...

Logopädie bei Kieferproblemen durch Craniomandibuläre Dysfunktion (CMD) und Bruxismus

Wissenswertes für Therapeuten und Betroffene

Schulz-Kirchner Verlag

Bibliografische Information der Deutschen Nationalbibliothek
Die Deutsche Nationalbibliothek verzeichnet diese Publikation in der Deutschen Nationalbibliografie; detaillierte bibliografische Daten sind im Internet über http://dnb.d-nb.de abrufbar.

Besuchen Sie uns im Internet: www.schulz-kirchner.de

1. Auflage 2019
ISBN: 978-3-8248-1241-7
eISBN: 978-3-8248-9943-2

Mollweg 2, D-65510 Idstein
Vertretungsberechtigte Geschäftsführer:
Dr. Ullrich Schulz-Kirchner , Nicole Eitel
Titelfoto: © reineg – Fotolia.com
Abbildungen/Fotos Innenteil: Archiv Autorin; S. 73: © Dr. Mathias Dotzler (Jig-Schiene), © gradt/Fotolia (Aufbisschiene)
Lektorat: Doris Zimmermann
Umschlagentwurf und Layout: Petra Jeck
Druck und Bindung:
Kern GmbH, In der Kolling 120, 66450 Bexbach
Printed in Germany

Inhaltsverzeichnis

Vorwort

Kieferprobleme und exzessives Zähneknirschen oder Aufeinanderpressen der Zähne treten bei nahezu 20 Prozent aller Menschen auf und sind damit eine wahre Volkskrankheit. Bei vielen Menschen ist der Kiefer überaus aktiv, nicht nur beim Essen, sondern meistens auch nachts und immer häufiger auch tagsüber, weil innere Spannungen mithilfe der Kiefermuskulatur abgebaut werden. Der Kiefer wird deshalb auch als „Stressventil" bezeichnet. Der Volksmund kennt entsprechend viele Analogien zwischen Alltag und Kiefer: „Zähne zusammen und durch!", „Da musst du die Zähne zusammenbeißen!", „sich an etwas die Zähne ausbeißen" oder „auf Problemen herumkauen" usw.

Warum bin ich denn eigentlich so verbissen, fragt sich manch einer.

Klassischer Auslöser für die Aktivierung des Stressventils sind „emotionale (Ver-) Spannungen" im Arbeits- und familiären Umfeld. Selbst Kinder und Jugendliche sind oft schon betroffen. Stress auslösende Erlebnisse werden häufig in der Nacht durch Zähneknirschen, Kiefer- und Zungenpressen verarbeitet. Aber auch tagsüber kann der Kiefer noch stressbedingt weiterarbeiten.

Aber nicht nur Stress spielt eine Rolle, auch die Struktur des Bisses – z. B. eine einseitige Belastung – kann sich auf den Kiefer auswirken und langfristig zu Beschwerden der Kiefergelenke führen.

Die Folgen können fatal sein. Sie reichen von schmerzhaften Verspannungen in der Kiefer- und Gesichtsmuskulatur, Knack- und Knirschgeräuschen bis hin zum Verschleiß des Kiefergelenks mit vielfältigen Funktionseinschränkungen. Auch ein taubes Gefühl in den Ohren, Ohrenschmerzen, Tinnitus oder eine Hörminderung, Schwindel, Kopfschmerzen und Sehstörungen können auf Probleme mit dem Kauorgan hinweisen.

Warum also so verbissen? Dies herauszufinden, ist Teil eines wirksamen Stressmanagements. Das Buch gibt zum einen einen Überblick über Ursachen und Symptome von Kieferproblemen und Bruxismus und stellt zum anderen eine Vielzahl von Diagnostik- und Therapieverfahren in einem interdisziplinären

Behandlungsansatz vor. Selbsttests und praktische Übungen, die einfach und schnell zur Selbsthilfe umgesetzt werden können, sind im Text eingestreut. Ein Schwerpunkt des Buches liegt in der Bekämpfung und systematischen Veränderung des individuellen Stresserlebens. Hierzu finden Sie Checklisten und Fragebögen zur Eigenarbeit.

Damit Ihr Kiefer von nun an immer öfter locker bleibt und die Zähne weniger knirschen.

Nürnberg, im August 2018
Ulla Beushausen

Der Kiefer

Das Kiefergelenk ist in Aufbau und Funktion einzigartig im Körper des Menschen. Zähne, Kiefergelenk und Kaumuskulatur sind in ihrer Funktion normalerweise optimal aufeinander abgestimmt. Ist dieses harmonische Zusammenspiel gestört, hat es meist weitreichende Folgen für den gesamten Körper. Funktionsstörungen von Kiefergelenk und Kaumuskulatur sind neben Karies und Parodontitis die häufigsten Erkrankungen des Mund- und Gesichtsbereiches.

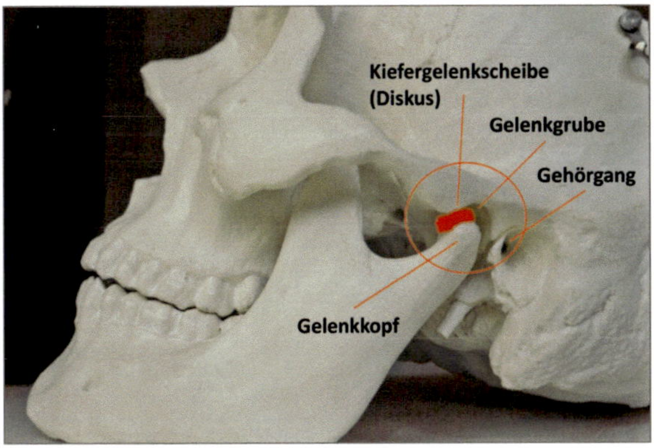

Abb. 1: Aufbau des Kiefergelenks

Die Gelenkfunktion

Das Kiefergelenk verbindet den Unterkiefer mit dem Schädel. Funktionell ist das Kiefergelenk ein Doppelgelenk mit Dreh- und Gleitfunktion, das den Gelenkköpfen des Unterkiefers sowohl Rotationsbewegungen als auch Gleitbewegungen ermöglicht. Einmalig für den menschlichen Körper ist beim Kiefergelenk, dass zwei Gelenke durch den steifen Unterkiefer so verbunden sind, dass Bewegung im einen Gelenk immer von einer entsprechenden Bewegung im anderen Gelenk begleitet wird. Das Kiefergelenk ist von einer Bindegewebskapsel umgeben. Es wird durch die Gelenkscheibe – den Diskus – in eine obere und eine untere Gelenkkammer unterteilt (Abb. 1). Der Diskus besteht aus Faserknorpel. Er ist annähernd rund und in der Mitte verjüngt, aber an den Rändern dicker. Dank dieser Form und seines Bandapparats bleibt er bei allen Kieferbewegungen normalerweise mit dem Gelenkköpfchen verbunden, das genau in die dünne Mitte des Diskus hineinpasst. Der Diskus geht in die Gelenkkapsel und im hinteren Bereich in eine lockere Bindegewebsschicht mit Blutgefäßen, Nerven und Fettgewebe über, die nach oben und unten von Bindegewebszügen umgeben ist. Der Bewegungsradius des Kiefergelenks wird durch die Gelenkkapsel und die anhaftenden Bänder begrenzt. [1]

Die Kaumuskulatur

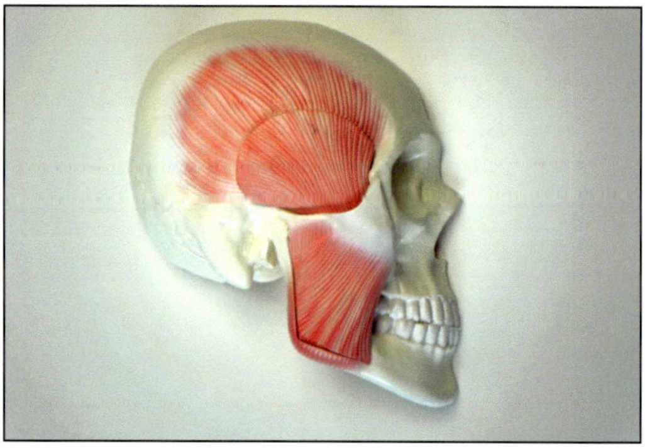

Abb. 2: Kaumuskulatur des Ober- und Unterkiefers

Kaumuskulatur fühlen

Legen Sie die Hände einmal an die Schläfen und an die Wangen und beißen Sie die Zähne zusammen. Jetzt tritt die Kaumuskulatur spürbar hervor (Abb. 2, Muskulatur in Rot): im Bereich der Wangen der Musculus masseter, im Bereich der Schläfen der Musculus temporalis. Drücken Sie unterhalb des Kinns die Daumen in den Mundboden, dann spüren Sie mehrere Muskeln, die den Unterkiefer öffnen: die Musculi digastricus, mylohyoideus und geniohyoideus.

Neben den hier genannten Muskeln unterstützen die Kaumuskulatur noch die Zungenbeinmuskulatur, die Muskeln der Wangen, Lippen und der Zunge.

Mundöffnung. Beim Öffnen des Mundes ziehen die Kaumuskeln die Gelenkköpfe des Unterkiefers im Gelenk nach vorn und unten, beim Schließen des Mundes gleiten diese dann wieder über die Gelenkscheibe zurück nach hinten in die Gelenkpfanne des Schläfenbeins. Bei Fehlstellungen des Kiefers können die Gelenkscheiben zu weit nach vorn rutschen. Springen sie dann beim Mundöffnen mit einem Ruck zurück, vernimmt man ein Knacken.

Kiefersperre. Eine Kiefersperre kann durch einen verlagerten Diskus verursacht werden. Häufiger ist eine übermäßige Beweglichkeit des Kiefergelenks – eine Hypermobilität – die Ursache. Hierbei kann der Gelenkkopf am Ende der Gelenkbahn über eine kleine knöcherne Erhöhung hinausgleiten und der Zug der Kaumuskulatur verhindert ein Zurückgleiten. Der Kiefer ist in maximaler Kieferöffnung gesperrt. [14]

Kieferklemme. Eine eingeschränkte Kieferöffnung bezeichnet man als Kieferklemme. Meistens ist die Ursache eine vordere Lage des Diskus, der nicht auf den Gelenkkopf zurückspringt. Eine Kieferklemme kann sich langsam über Monate entwickeln, aber auch akut durch einen Unfall oder Schlag gegen den Kiefer entstehen. Daneben kann eine Kieferklemme aber auch durch eine verkürzte und schmerzhafte Kaumuskulatur ausgelöst werden. Eine weitere mögliche Ursache ist eine reflektorische Schutzspannung der Kieferschließer, wenn eine Struktur im Kiefer- und Gesichtsbereich schmerzhaft ist.

Orofaziale Muskulatur

Das orofaziale System ist eine komplexe Einheit, das aus *Knochenstrukturen*, wie Gesichts- und Hirnschädel, Unterkiefer, Zungenbein, Kiefergelenk und Gebiss, *Weichteilstrukturen*, wie Muskeln im Kopf- und Halsbereich, sowie *Haut- und Schleimhaut* besteht (Abb. 3). Diese Strukturen bilden eine funktionelle Einheit und erfüllen neben den lebenserhaltenden Primärfunktionen (Saugen, Schlucken, Kauen, Atmen) auch Sekundärfunktionen, wie Mimik und Lautbildung. Generell umfasst das orofaziale System anatomische Strukturen (z. B. Nase, Nasennebenhöhlen, Mundhöhle, Rachen, Kehlkopf) und die orofaziale Muskulatur. Hier unterscheidet man einen *inneren Funktionskreis* (Zungenmuskulatur, Mundbodenmuskulatur, Gaumensegelmuskulatur) und einen *äußeren Funktionskreis* (mimische Muskulatur, Kaumuskulatur). [9]

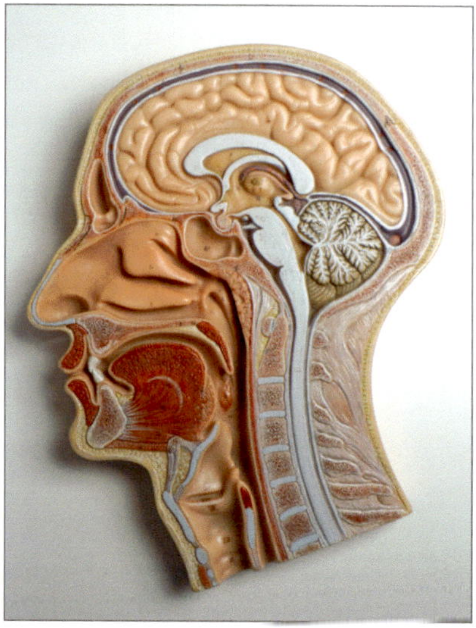

Abb. 3: Orofaziale Muskulatur im Bereich Sprechen, Schlucken, Stimmproduktion (dunkelrot = Muskeln)

Kiefer und Schlucken. Jeder Mensch schluckt bis zu 2000-mal am Tag. Im Wachzustand etwa zweimal und im Schlaf ungefähr einmal pro Minute. Die Zunge liegt dabei hinter den oberen Schneidezähnen und wird während des Schluckvorganges in einer Wellenbewegung an den Gaumen gesaugt. Dabei übt die Zunge eine Kraft von ein bis drei Kilogramm auf den Gaumen aus. Die Zunge ist maßgeblich an der Zahnbogenformung und Gaumenformung beteiligt. Beim Säugling ist sie physiologisch nach vorn verlagert und mit ca. acht Jahren ist sie ausgewachsen. Ist die Zunge untrainiert, z. B. durch zu langen Schnullergebrauch, kann es zu Artikulationsstörungen und Schluckstörungen kommen.

Kiefer und Sprechen. Der Begriff Artikulation bezeichnet alle im Ansatzrohr (Rachen-, Mund- und Nasenraum) ablaufenden Bewegungsvorgänge, die (Sprach-) Laute hervorbringen oder ausformen. Die Fähigkeit zur Artikulation entsteht während der frühen Kindheit durch wiederholte bewusste und unbewusste sensorisch-motorische Bewegungsvorgänge. Durch Bewegungen der Artikulationsorgane zu den möglichen Artikulationsorten entstehen unterschiedliche Ausformungen des Mundraumes und der Nasenhöhle, wodurch die durch die Stimmlippen im Kehlkopf gebildeten Töne geformt und verändert werden.

Kann nun der Kiefer nicht ausreichend geöffnet werden oder bestehen andere muskuläre Einschränkungen im orofazialen Bereich, kann der Stimmton (Schall) nicht hinreichend nach außen geleitet werden. Daraus kann eine Überanstrengung der Stimme resultieren im Sinne einer Hyperfunktion, eines „Zuviel" an muskulärer Spannung beim Sprechen. Kiefergelenkprobleme führen häufig zu einer engen Artikulation mit verminderter Kieferöffnung (umgangssprachlich als „Nuscheln" bezeichnet).

Der Kiefer als Stressventil

Stress ist im Alltag mit seinen vielfältigen Anforderungen eine fast selbstverständlich hingenommene Belastung, die sich auch umgangssprachlich niederschlägt: „Ich bin im Stress" oder: „Ich habe Stress", sagen viele. Aber Stress ist nicht nur ein abstrakter Begriff, sondern wirkt sich auch vielfältig auf Körper und Psyche aus. Diese Wirkung hängt nicht nur von Art und Umfang der Stressbelastung ab, sondern entscheidend auch davon, wie damit individuell umgegangen wird. Die Strategie der Stressbewältigung scheint dabei entscheidend zu sein. So fanden sich Unterschiede zwischen Patienten mit Kieferbeschwerden und ohne. Patienten, die sich ihrer Stressbelastung bewusst sind und positive Bewältigungsstrategien, wie z. B. aktiv Unterstützung zu suchen, verfolgen, zeigen ein besseres Behandlungsergebnis. Dagegen entwickeln Patienten mit negativen Bewältigungsstrategien, wie z. B. exzessives Grübeln, eher chronische Formen und beklagen auch häufiger Schmerzen. [10]

Der Kiefer gilt gemeinhin als Stressventil oder Stressverarbeitungsorgan. Besonders nachts arbeiten wir angestaute Spannungen durch Kiefermahlen, Knirschen oder Pressen ab. In den aktiven Schlafphasen, den REM oder Rapid Eye Movement-Phasen, die etwa alle 1,5 Stunden auftreten und circa 15 Minuten andauern und in denen wir auch träumen, ist Zähneknirschen durchaus normal. Das Knirschen und Pressen des Kiefers hat eine wichtige Funktion für unsere seelische Gesundheit. Aber: Beim Knirschen und Pressen werden hohe Kräfte frei, bis zu 400 Kilopond. Besonders nachts. Aber auch tagsüber leiden viele Menschen unter Stress und Anspannung und überlasten ihren Kiefer. Die so auftretenden Kräfte müssen im Kausystem und über die Wirbelsäule ausgeglichen werden. Die Folge können Verspannungen, Schlafstörungen, Abrieb der Zähne, Eindrücke im Zahnfleisch und anderes mehr sein. [7]

ZUSAMMENFASSUNG

Der Kiefer ist ein ausdifferenziertes Gelenk zur Ausübung der Kau- und Sprechfunktion. Zudem fungiert er als Stressverarbeitungsorgan. Kiefergelenkprobleme können auch Beeinträchtigungen der Schluck-, Kau-, Stimm- und Sprechfunktion nach sich ziehen.

Bruxismus

Bruxismus (von griechisch brygmos, „das Zähneknirschen“) bezeichnet das unbewusste Zähneknirschen oder Aufeinanderpressen der Zähne. Bruxismus kann während des Schlafes (Schlafbruxismus) und/oder im Wachzustand (Wachbruxismus) auftreten.

Bruxismus (nächtliches Zähneknirschen) gehört zu den schlafbezogenen Bewegungsstörungen und nach dem Klassifikationssystem der Weltgesundheitsorganisation für medizinische Diagnosen, der ICD-10, zu den sonstigen Schlafstörungen (G47.8) bzw. sonstigen somatoformen Störungen (F45.8).

Wenn nun der Aufbiss nicht stimmt, kommt es dabei zu ungleichmäßiger Belastung im Kiefer. Menschen nehmen bereits Abweichungen der Bisslage um 0,01 mm vom ausgewogenen Zahnkontakt wahr. Experimentelle Zahnerhöhungen um 0,1 mm bewirkten in einer Studie verkürzte Tiefschlafphasen, erhöhte Adrenalinausschüttungen und verlängerte Atemstillstandzeiten während des Schlafes. Die Kaumuskulatur zeigte bereits nach wenigen Tagen einen erhöhten Muskeltonus. Der Kaudruck, der beim Menschen normalerweise tagsüber im Maximum 400 Kilopond beträgt, kann sich nachts um den Faktor 10 steigern, da dann die individuelle Schmerzschwelle heraufgesetzt ist.

Bruxismus wird mit einer Prävalenz von ungefähr 20 % in der Bevölkerung angegeben, wobei Schlafbruxismus mit 14 bis 18 % bei Kindern über 5 bis 6 % bei Erwachsenen auf ca. 3 % bei den über 60-Jährigen sinkt.

Als Folge von Bruxismus kann es zu Überlastungserscheinungen, also zu Schädigungen der Zähne und des Zahnschmelzes, des Zahnfleischs und des Kieferknochens sowie der Kiefergelenke kommen. [5, 6, 7]

Ursachen von Bruxismus

In der Ursachenforschung werden vier Ursachenbereiche definiert, die sich grob als „Psyche, Nerven, Chemie, Biss" zusammenfassen lassen. Wie genau diese miteinander interagieren, ist noch ungeklärt. Folgende Ursachen führen danach zu Bruxismus:

- **Psychische Faktoren.** Einer aktuellen Übersichtsarbeit zufolge scheinen beim Pressen und Knirschen im Wachzustand Faktoren wie Depression und Angst eine große Rolle zu spielen.
- **Neurophysiologische Faktoren**, z. B. muskuläre Hyperaktivität.
- **Medikamente und Alltagsdrogen** wie Alkohol, Nikotin oder Kaffee. Diese Stoffe können Auswirkungen auf das neurale Zusammenspiel biochemischer Botenstoffe haben. Durch die Verbindung der Wirkstoffe mit den körpereigenen Botenstoffen kann eine Über- oder Unterfunktion herbeigeführt werden, die auch den Kiefer beeinflussen kann.
- **Fehlerhafter Aufbiss**, z. B. bei Zahnfehlstellungen, Zahnverlust, nicht passendem Zahnersatz, Zahnspangen etc. [4]

Als **Risikofaktoren** für Bruxismus gelten weiterhin:

- Tagesmüdigkeit
- Schlafstörungen
- Schlafapnoe-Syndrom
- Schnarchen

Bruxismus bei Kindern und Jugendlichen

Kleine Kinder knirschen, sobald die ersten Zähne da sind. In den ersten Lebensmonaten bis hin zum dritten Lebensjahr ist Bruxismus ein ganz normales Entwicklungsphänomen. Die Kauflächen werden gegeneinander abgeschliffen, um den korrekten Zusammenbiss zwischen Ober- und Unterkiefer zu schaffen. Auf diese Weise wird bei Kindern die Zahnlänge der unteren Zahnreihe der der oberen Zahnreihe angepasst. Es handelt sich also nicht um einen behandlungsbedürftigen Bruxismus.

Anders sieht es bei Jugendlichen aus, hier sind bis zu 15 Prozent von Bruxismus betroffen. Offenbar scheinen bereits junge Menschen so unter Stress zu stehen, dass sich dieser psychische Druck einen Weg suchen muss. Wichtig ist eine rechtzeitige Behandlung. Man weiß, dass Menschen, die bereits in jungen Jahren mit den Zähnen knirschen, im späteren Leben häufiger an Fehlfunktionen der Kiefermuskulatur oder der Kiefergelenke leiden. Allerdings ist die Behandlung – z. B. eine Schienentherapie – genau zu beobachten, damit die normale Entwicklung des Kiefers nicht behindert wird. [12]

ZUSAMMENFASSUNG

Bruxismus ist eine Form der motorischen Stressabfuhr, die im Übermaß angewandt bei Jugendlichen und Erwachsenen behandelt werden sollte, um Folgeschäden zu vermeiden.

Craniomandibuläre Dysfunktion (CMD)

Mit craniomandibulärer Dysfunktion (CMD) werden eine Funktionsstörung des Kausystems – also der Kiefergelenke, der Kaumuskulatur oder beim Zahnkontakt der Zähne – sowie diverse Folgeerkrankungen, die in Zusammenhang mit dem Kiefergelenk und der Kaumuskulatur stehen können, bezeichnet.

Der Name setzt sich zusammen aus „Cranium" (Schädel) und „Mandibula" (Unterkiefer).

Synonyme für CMD im deutsch- und englischsprachigen Raum

- temporomandibular disorders or dysfunction
- Arthrosis deformans
- temporomandibular pain syndrome
- temporomandibular joint dysfunction syndrome
- okklusal-artikuläre Störungen
- Schmerzdysfunktionssyndrom
- functional TMJ disturbances or disorders
- orofaziale Dyskinesie
- myofacial pain dysfunction syndrome
- Myoarthropathie
- craniomandibular disorders

Ursachen einer CMD

Gemäß eines bio-psycho-sozialen Krankheitsverständnisses wird der CMD ein multifaktorielles Ursachenmodell zugrunde gelegt. Danach können verschiedene Faktoren eine CMD auslösen oder aufrechterhalten und für die strukturellen, funktionellen, neurophysiologischen und psychosozialen Fehlregulationen der Muskel- oder Gelenkfunktion verantwortlich sein.

Hierbei unterscheidet man:
[vgl. 3, 6, 9, 10, 13, 14]

- **Funktionelle Ursachen.** Nächtlicher Bruxismus und andere orale Angewohnheiten („Habits"), wie z. B. Nägelkauen oder langer Schnullergebrauch/Daumenlutschen im Kindesalter, aber auch übermäßiger Kaugummikonsum oder eine falsche Körperhaltung insbesondere im Bereich der Halswirbelsäule – beispielsweise am Arbeitsplatz – werden ursächlich für eine CMD angegeben.
- **Strukturelle Ursachen**, wie z. B. Aufbissprobleme. Verschiedene Kieferfehlstellungen, wie ein offener Biss oder ein einseitiger Kreuzbiss, sind dabei mehreren Untersuchungen zufolge häufiger mit CMD assoziiert. Traumata und Unfälle mit Verletzungen im Bereich des Kiefers und des Gesichts kommen ebenfalls als Ursache für CMD infrage. Auch Unfälle (z. B. ein Schleudertrauma), Gewalteinwirkung (z. B. Schlag), eine starke Mundöffnung bei langandauernden zahnärztlichen Behandlungen und die Intubation bei einer Narkose können mögliche Ursachen sein.
- **Psycho-soziale Ursachen**. Persönlichkeitsstrukturen, wie die Tendenz zur Somatisierung und eine vorhandene Neigung zu Depressivität und Ängstlichkeit, werden als mögliche Ursachen betrachtet. Neben Stress können auch Atmungsstörungen während des Schlafs, gehäufter Genussmittelgebrauch (Alkohol) und bestimmte Medikamente ursächlich eine Rolle spielen. In den letzten Jahren rücken Stress und psychische Faktoren als bedeutsame Auslösefaktoren für CMD immer mehr in den Blickpunkt. In einigen Studien konnte ein deutlicher Zusammenhang zwischen Stressbelastung, Stressverarbeitung und CMD gezeigt werden.
- **Neurophysiologische Ursachen**, wie genetische Faktoren oder die zentrale und periphere Schmerzverarbeitung, scheinen ebenfalls eine Rolle zu spielen.

> Die Häufigkeit einer CMD liegt bei 5 bis 10 %, manche Autoren nennen gar 40 % der Bevölkerung. Frauen sind von diesem Krankheitsbild häufiger betroffen als Männer. Die am häufigsten betroffene Altersgruppe liegt zwischen 30 und 45 Jahren.

TEST: Kommt es vom Kiefergelenk? (Abwandlung des Mersemann-Tests)

Die Frage, ob Symptome des Bewegungsapparates oder gar ein Tinnitus von den Kiefergelenken ausgehen können, lässt sich mit folgendem Test orientierend beantworten. Stellen Sie sich aufrecht vor einen Spiegel, am besten barfuß, verteilen Sie Ihr Körpergewicht gleichmäßig auf beide Füße, schauen Sie in den Spiegel, beißen Sie dabei die Zähne fest zusammen.

1. Beobachten Sie Ihre Beschwerden

- Bei Tinnitus achten Sie auf Lautstärke und Tonhöhe.
- Bei schmerzhafter oder auch nur eingeschränkter Kopfdrehung achten Sie darauf, wie weit Sie den Kopf nach links und rechts drehen können und wie stark der Schmerz ist.
- Bei Schulterschiefstand vergleichen Sie die Schulterhöhe rechts und links.
- Bei Beckenschiefstand beobachten Sie die Höhe der Beckenknochen rechts und links.

Öffnen und schließen Sie dann den Kiefer bewusst. Merken Sie sich, welche Zähne zuerst aufeinander treffen. Legen Sie anschließend eine kleine Watterolle zwischen die oberen und unteren Schneidezähne und gehen Sie 5-10 Minuten damit im Raum herum, wechseln Sie dabei mehrfach die Laufrichtung.

2. Beobachten Sie erneut Ihre Beschwerden und vergleichen Sie mit 1.

Stellen Sie sich wieder vor den Spiegel, belassen Sie die Watterollen noch zwischen den Zähnen und verlagern Sie Ihr Körpergewicht so auf beide Füße, dass es gleichmäßig verteilt ist. Prüfen Sie erneut Ihre Beschwerden:

- Bei Tinnitus achten Sie auf den Unterschied zur vorherigen Lautstärke und Tonhöhe.
- Bei schmerzhafter oder auch nur eingeschränkter Kopfdrehung achten Sie darauf, wie weit Sie den Kopf nach links und rechts drehen können und wie stark der Schmerz im Vergleich zu vorher ist.
- Bei Schulterschiefstand vergleichen Sie die Schulterhöhe rechts und links im Vergleich zu vorher.
- Bei Beckenschiefstand beobachten Sie die Höhe der Beckenknochen rechts und links im Vergleich zu vorher.

Entfernen Sie nun die Rollen und dann öffnen und schließen Sie den Kiefer wieder bewusst und beobachten Sie erneut, welche Zähne zuerst aufeinandertreffen. Vergleichen Sie das Ergebnis mit den Zahnkontakten zu Beginn des Tests.

Ergebnis:

Je deutlicher der Unterschied im Vorher-nachher-Vergleich ausfällt, desto größer ist der Einfluss des Kiefergelenks auf andere Beschwerden.

Symptome einer CMD

Unter dem Begriff CMD werden verschiedene Symptome und Krankheitsbilder im Kopf-, Hals- und Schulterbereich zusammengefasst, die einzeln und in Kombination auftreten können:

- **Muskuläre Beschwerden** wie Schmerzen und Verspannungen im Bereich der Kau-, Gesichts- und Halsmuskulatur,
- **Schmerzen und Bewegungsgeräusche** (als Gelenkknacken oder Reiben) im Kieferbereich,
- **Einschränkungen der Unterkieferbeweglichkeit** und
- **Beschwerden in benachbarten Bereichen** wie Kopfschmerzen, migräneartige Beschwerden, HWS-Beschwerden und Ohrgeräusche (Tinnitus), Sehstörungen oder Bewegungseinschränkungen der Wirbelsäule.

Man geht bei der Entstehung einer CMD von einer aufsteigenden oder absteigenden Symptomkette aus. Von einer *aufsteigenden* Symptomkette spricht man, wenn beispielsweise Seitabweichungen der Wirbelsäule und des Beckens auf die Halswirbelsäule und dann auf das Kiefergelenk übertragen werden. Um eine *absteigende* Symptomkette handelt es sich, wenn Zahnprobleme, wie z. B. ein falscher Biss oder eine Zahnfehlstellung, auf das Kiefergelenk und von dort dann auf den Nacken und die Wirbelsäule übertragen werden (Abb. 4).

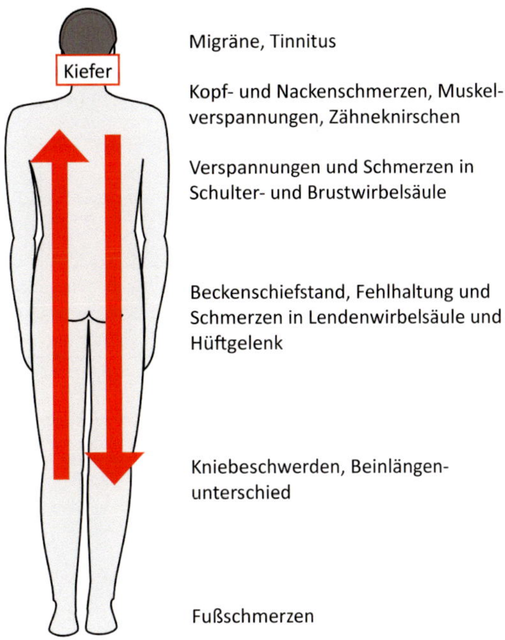

Abb. 4: Auf- und absteigende Symptomketten

In Zusammenhang mit einer CMD können folgende Symptome (Abb. 5) auftreten:

- Schmerzen, z. B. Nackenschmerzen, Halswirbelsyndrom, Schulter- und Armschmerzen, Rückenschmerzen, Hüft- und Beinschmerzen
- Schwindel, Ohrgeräusche (Tinnitus), Schmerzen im Ohr
- Spannungskopfschmerzen
- Kiefergelenk: Knacken, Knirschen, eingeschränkte Mundöffnung
- Schmerzen im Kiefergelenk, Schmerzen der Kaumuskulatur
- Verspannungen im Schulter-, Nacken- und Rückenbereich
- Schluckbeschwerden/Kloßgefühl, Stimmprobleme
- Seheinschränkung

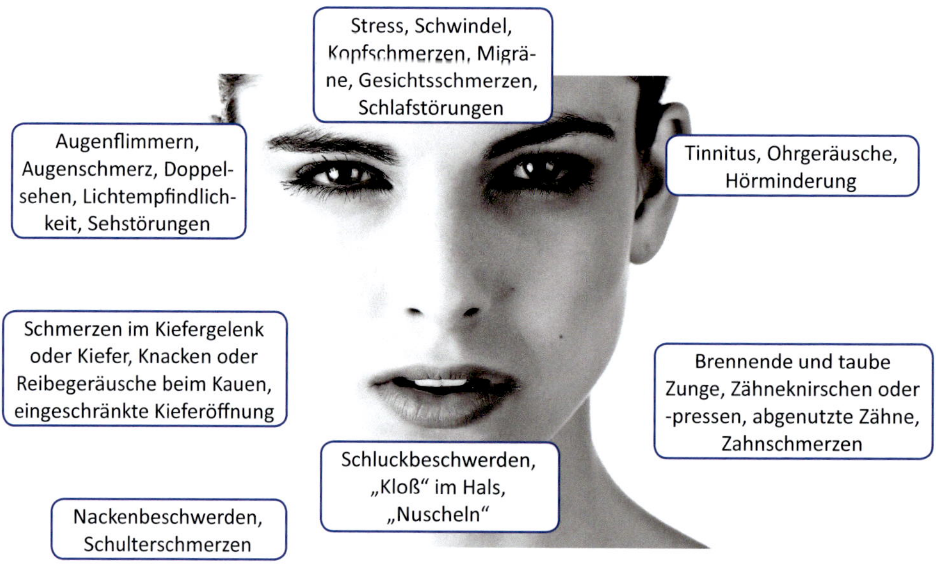

Abb. 5: Symptome in Verbindung mit CMD

Diagnostik bei CMD

Zur Diagnose der CMD wird aktuell folgende Vorgehensweise empfohlen: [vgl. 1, 9, 12, 14]:

- Ein ausführliches Arztgespräch mit Einsatz standardisierter Fragebögen
- Eine somatische Untersuchung der Kieferöffnung, Kaumuskulatur und Kiefergelenke (Funktionsstatus)
- Eine instrumentelle Funktionsanalyse. Diese umfasst Verfahren, die den Funktionszustand des Kiefersystems messtechnisch erfassen, ihn beschreiben und analysieren. Benötigt werden Systeme, die eine simultane dreidimensionale Registrierung der Unterkieferdynamik und der Führung der Gelenkköpfe ermöglichen. Eine Funktionsprüfung beinhaltet die Prüfung des Aufbisses (Okklusionsanalyse) und eine Registrierung der Beziehung von Unter- zu Oberkiefer (Relationsbestimmung).
- Bei Bedarf eine Röntgenaufnahme des gesamten Kiefers (z. B. Panoramaschichtaufnahme u. a.) zum Ausschluss zahnärztlicher und kieferchirurgischer Krankheitsursachen oder bei Bedarf weiterführende Diagnostik, z. B. Magnetresonanztomogramm (MRT)
- Fragebögen zur Erkennung von psychosozialen Beeinträchtigungen, z. B. Stressbelastungs- und Stressbewältigungstests
- Einbindung von Ärzten und Therapeuten anderer Fachbereiche, z. B. Hals-Nasen-Ohren-Heilkunde, Neurologie, Psychologie, Orthopädie, Optometrie, Logopädie, Physiotherapie etc.

Einen Online-Test mit Beispielfilmen zur Überprüfung einer möglichen CMD finden Sie unter http://www.prodente.de/test-und-checklisten/cmd-test.html

ZUSAMMENFASSUNG

Unter der Bezeichnung craniomandibuläre Dysfunktion (CMD) werden Schmerzsyndrome zusammengefasst, die das Kiefergelenk betreffen. Hierzu zählen muskuläre Beschwerden, Schmerzen und Bewegungsgeräusche, Bewegungseinschränkungen des Kiefers, Beschwerden in benachbarten Bereichen wie Kopfschmerzen, Sehstörungen, HWS-Beschwerden und Ohrgeräusche (Tinnitus) u. a.

Orofaziale Dysfunktionen

Orofaziale (lateinisch: os – Mund; facies – Gesicht) Dysfunktionen (Störungen) stellen ein Ungleichgewicht von Primär- und Sekundärfunktionen im Mund- und Gesichtsbereich dar.

Abweichende Bewegungsmuster der mimischen Muskeln, der Kaumuskeln und der Zunge können die Form des Mundraumes und die Zahn- und Kieferstellung entscheidend beeinflussen. Die Bewegungs- und Koordinationsabläufe sowie das muskuläre Gleichgewicht aller am Schlucken beteiligten Strukturen können aufgrund einer Fehlfunktion der Wangen-, Lippen- und Zungenmuskulatur eingeschränkt sein. Typische Symptome sind ein offener Mund, eine interdentale Zungenruhelage, ein offener Biss und ein nach vorne gerichtetes Schluckmuster („Zungenpressen"). Oft kommt es auch zu einer Dyslalie, einer Aussprachestörung einzelner Laute, besonders der Zischlaute.

Ursachen orofazialer Dysfunktionen

Orofaziale Dysfunktionen können ausgelöst werden durch: [14]

- Ein falsch erlerntes Schluckmuster (z. B. Flaschenernährung vs. Stillen)
- Mundatmung (habituell, also als Angewohnheit, oder organisch bedingt, z. B. durch eine Abweichung der Nasenscheidewand und dadurch beeinträchtigter Nasenatmung)
- Größenveränderung der Zunge
- Verwachsungen der Zunge mit dem Mundboden
- Vergrößerte Rachenmandeln
- Skelettale Anomalien im Kiefer- und Gaumenbereich, wie z. B. Lippen-Kiefer-Gaumenspalten
- Orale Angewohnheiten („Habits", z. B. Daumenlutschen, Nägelkauen)
- Sensorisch-taktile Einschränkungen

Symptome orofazialer Dysfunktionen

Im Rahmen einer orofazialen Dysfunktion können folgende Funktionsstörungen auftreten:

- Inkompletter Mundschluss
- Mundatmung
- Vermehrter Speichelfluss
- Sensorische und motorische Defizite der Zunge
- Falsche Zungenruhelage und Vorverlagerung der Zunge beim Sprechen und Schlucken
- Insgesamt unausgeglichene Muskelbalance im Mund-, Gesichts- und Halsbereich

Bei orofazialen Dysfunktionen führen Logopädinnen und Sprachtherapeutinnen – oft ergänzend zu kieferorthopädischen Maßnahmen – eine myofunktionelle Therapie durch, bei der die Schluck-, Kau-, Sprech- und Atemfunktion durch gezieltes Training aktiviert wird.

ZUSAMMENFASSUNG

Orofaziale Dysfunktionen wirken sich auf den Schluckvorgang, die Artikulation und die Atmung aus. Eine myofunktionelle Therapie kann hier weiterhelfen.

Selbsteinschätzung von Kieferproblemen

Ihre Kieferprobleme sind nicht willkürlich entstanden. Um zu überprüfen, ob bei Ihnen gesundheitliche Probleme auftreten, die mit dem Kiefer oder Kiefergelenk zusammenhängen, können Sie sich in Eigenregie einen Überblick über die aktuelle Funktion Ihres Kiefers verschaffen, um erste Hinweise zu erhalten.

Fragebögen

Bitte beantworten Sie folgende Fragen (Teil 1 zur Mund- und Kieferfunktion, Teil 2 zu anderen Körperfunktionen):

Teil 1: Mund- und Kieferfunktion

- Knirschen Sie mit den Zähnen oder pressen Sie Ihre Zähne aufeinander?
- Knirschen oder pressen Sie nachts und/oder tagsüber mit den Zähnen?
- Wenn Sie Ihre Zähne zusammenbeißen, treffen Ihre obere und Ihre untere Zahnreihe gleichzeitig und gleichmäßig aufeinander?
- Wenn Sie die Zähne langsam zusammenbeißen, hat dann eine Seite des Kiefers früher Zahnkontakt als die andere?
- Öffnet sich Ihr Mund bei langsamer, kontrollierter Bewegung gerade (symmetrisch) oder ungerade (asymmetrisch)?
- Schließt sich Ihr Mund bei langsamer, kontrollierter Bewegung gerade (symmetrisch) oder ungerade (asymmetrisch)?
- Haben Sie Schmerzen im Kiefergelenk?
- Ist die Beweglichkeit Ihres Kiefergelenks bei geringer Mundöffnung eingeschränkt?
- Bemerken Sie beim Öffnen oder Schließen des Mundes Knack- oder Reibegeräusche im Kiefergelenk?
- Schmerzt Ihr Kiefer beim Kauen und/oder beim Öffnen und Schließen des Mundes?
- Bereitet es Ihnen Schwierigkeiten, Ihren Mund weit zu öffnen?
- Haben Sie Schwierigkeiten bei seitlichen Kieferbewegungen?

- Sind Ihre Kaumuskeln empfindlich?
- Haben Sie Muskelschmerzen während des Kauens?
- Nutzen Sie nur eine Seite Ihres Mundes während des Kauens?
- Haben Sie Zahnlücken?
- Haben Sie abgenutzte Zahnfüllungen?
- Haben Sie das Gefühl, dass eine Füllung oder Krone/ein Zahnersatz zu hoch ist?
- Sind einzelne oder mehrere Zähne empfindlich und reagieren auf Temperatur- und/oder Druckunterschiede?

Teil 2: Andere Körperfunktionen

- Nehmen Sie ungewöhnliche Ohrgeräusche wahr (Tinnitus)?
- Wird Ihnen schwindlig oder haben Sie Probleme mit Ihrem Gleichgewichtsgefühl?
- Leiden Sie unter Kopfschmerzen oder Migräne?
- Sind Nacken- und/oder Schultermuskulatur verspannt oder schmerzen?
- Haben Sie Rückenschmerzen?
- Haben Sie Probleme mit der Körperhaltung?
- Können Sie Ihren Kopf schmerzfrei von rechts nach links drehen (im Halbkreis)?
- Leiden Sie unter einer verspannten oder schmerzenden Kopfmuskulatur?
- Hatten Sie jemals einen Unfall, der Verletzungen im Kiefer-, Hals- oder Kopfbereich verursachte?
- Haben Sie Schmerzen in den oder rund um die Ohren?
- Haben Sie am Morgen Gesichtsschmerzen?
- Haben Sie Probleme mit Ihrer Stimme?
- Haben Sie Schluckbeschwerden?
- Verschlucken Sie sich häufig?
- Leiden Sie unter einem Kloßgefühl im Hals?
- Sprechen Sie undeutlich?
- Hat Ihre Zunge beim Schlucken Kontakt mit den Zähnen?
- Wie sieht Ihre Zunge aus (gibt es Furchen, Risse, Zahnabdrücke an den Zungenrändern, Beulen)?
- Verspüren Sie ein Brennen auf der Zunge?
- Lispeln Sie?

BEACHTE: Kieferprobleme können sich auch auf die Stimmfunktion auswirken: Eine enge Artikulation, Kloß- und Engegefühle im Hals und eine angestrengte, heisere Stimmgebung können die Folge sein.

Je mehr Fragen Sie in Teil 1 positiv beantwortet haben, umso wahrscheinlicher ist es, dass Kieferprobleme vorliegen und eine weiterführende Diagnostik eingeleitet werden sollte. Die Fragen in Teil 2 können auf Zusammenhänge anderer Erkrankungen mit dem Kiefer hindeuten. Im Kapitel *Therapiemöglichkeiten bei CMD/Bruxismus* werden Fachpersonen vorgestellt, die Ihnen weiterhelfen können. Manche Fragen konnten Sie vielleicht nicht auf Anhieb beantworten, weil Sie bisher noch nicht darauf geachtet haben. Die folgenden Tests helfen Ihnen, Ihre Kieferfunktion noch besser einzuschätzen.

Funktionstests

Folgende leicht selbst durchzuführende Funktionstests erlauben Ihnen einen ersten Überblick über den Zustand von Kiefer und Muskulatur im Mundbereich. Für alle Tests benötigen Sie einen Spiegel, in dem Sie Gesicht und Hals ganz sehen können. Am besten führen Sie die Tests im Stehen durch. Ihre Beobachtungen können Sie in Tabelle 1 auf Seite 31 eintragen.

Selbsttest „Gesichtsasymmetrie“. Stellen Sie sich vor einen Spiegel und beurteilen Sie Ihr Gesicht auf seine Symmetrie hin: Augen, Augenbrauen, Faltenbildung im Bereich der Nase, Stirn, Mund. Beobachten Sie sich auch beim Kauen und Sprechen. Wenn Sie Asymmetrien im Gesicht wahrnehmen, kann dies ein Hinweis auf eine Kieferproblematik sein.

Selbsttest „Kopfhaltung“. Beobachten Sie Ihre bevorzugte Kopfhaltung im Stehen und Sitzen. Halten Sie den Kopf gerade oder gibt es Abweichungen nach rechts und links (sog. „Schiefhals“, Abb. 6)? Ist die Verbindungslinie zwischen beiden Augen dabei waagerecht? Wie weit ist das Kinn nach vorne gestreckt?

Selbsttest „Zahnkontakt“. Öffnen Sie den Mund und schließen Sie dann langsam den Kiefer, bis Ihre Zahnreihen Kontakt haben. Wo spüren Sie zuerst Zahnkontakt? Auf beiden Seiten des Kiefers gleichzeitig oder hat eine Seite eher Kontakt?

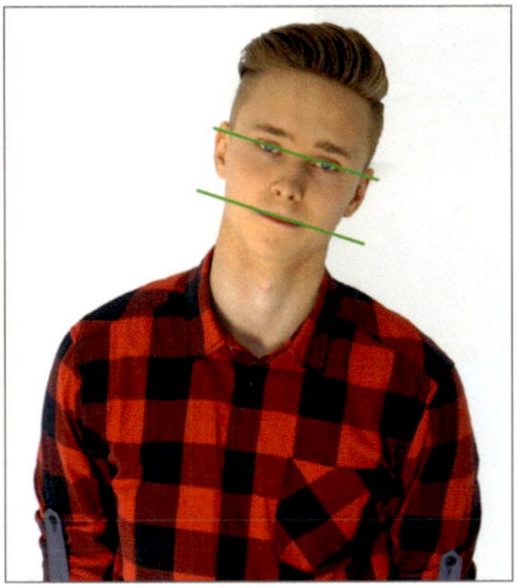

Abb. 6: „Schiefhals“

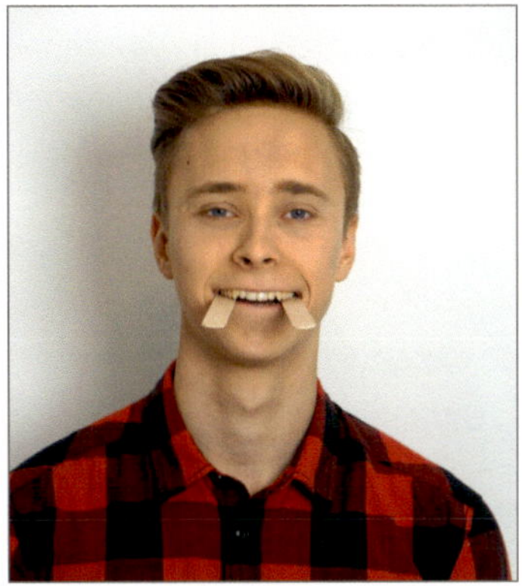

Abb. 7: Spateltest

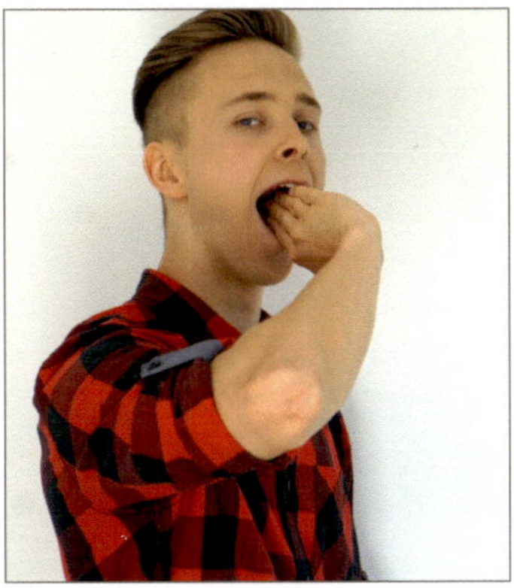

Abb. 8: Kieferöffnung

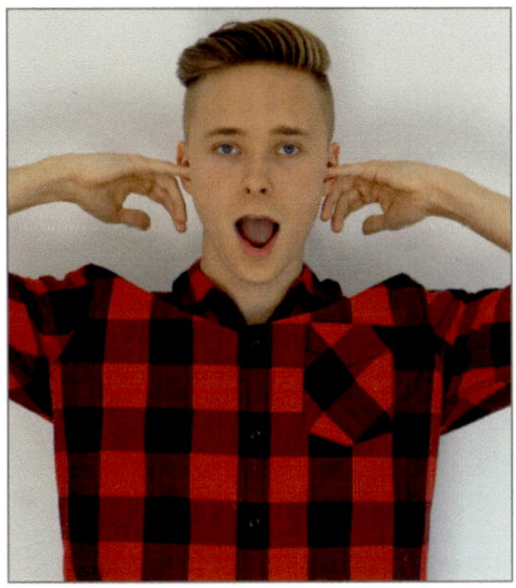

Abb. 9: Knacktest

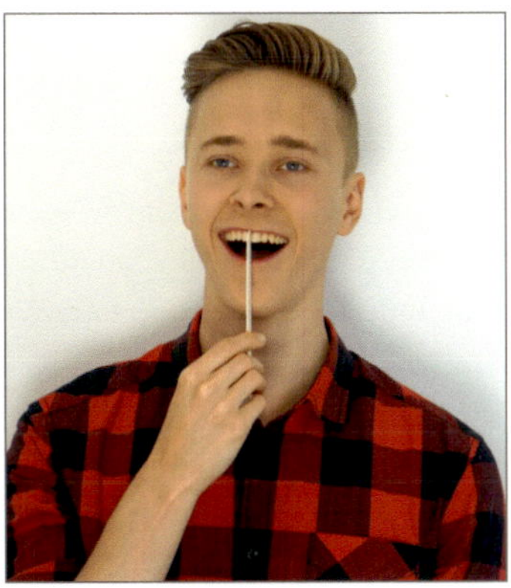

Abb. 10:

Bewegungsmuster des Kiefers

Selbsttest „Spatelbiss". Nehmen Sie zwei Holzspatel in den Mund und beißen Sie mit den Backenzähnen darauf (Abb. 7). Wenn es deutliche Höhenunterschiede zwischen den Spateln gibt, spricht dies für eine einseitige Aufbissproblematik.

Selbsttest „Kieferöffnung". Öffnen Sie den Kiefer so weit es geht und stecken Sie die gestreckten Finger einer Hand hochkant in die Mundöffnung. Wie viele Finger Ihrer Hand passen hinein? Vier Finger stellen eine perfekte Mundöffnung dar, drei Finger wären die Norm und weniger als drei Finger sind ein auffälliger Kieferöffnungsbefund (Abb. 8).

Selbsttest „Knackgeräusch". Stecken Sie Ihre kleinen Finger in den äußeren Gehörgang beider Ohren und öffnen und schließen Sie danach den Mund. Hören Sie ein Klick- oder Knackgeräusch im Kiefergelenk? Ein Geräusch kann ein Hinweis auf eine muskuläre Dysbalance sein. Tritt das Geräusch eher beim Schließen oder beim Öffnen des Mundes auf? Ist das Geräusch einseitig oder beidseitig (Abb. 9)?

Selbsttest: „Bewegungsmuster". Setzen Sie sich vor einen Spiegel und halten Sie einen Holzspatel vom Zwischenraum Ihrer beiden mittleren oberen Schneidezähne senkrecht nach unten. Öffnen und schließen Sie nun Ihren Mund und beobachten Sie dabei die Bewegung des Unterkiefers. Öffnet er sich im Vergleich zum Holzspatel gerade oder gibt es von der Senkrechten abweichende Bewegungsmuster? Gibt es unterschiedliche Bewegungsmuster beim Öffnen und Schließen (Abb. 10)?

!

BEACHTE: Selbsttests ersetzen nicht die Befunderhebung von Fachleuten im interdisziplinären medizinisch-therapeutischen Team. Sie können lediglich Hinweise auf mögliche Beeinträchtigungen geben, die dann weiter diagnostisch abgeklärt werden müssen.

Tab. 1: Selbstbefund

Symptom		**unauffällig**	**auffällig** (Beschreibung)
Test „Gesichtsasymmetrie"			
Test „Kopfhaltung"	im Stehen		
	im Sitzen		
Test „Zahnkontakt"			
Test „Spatelbiss"			
Test „Kieferöffnung"			
Test „Knackgeräusch"			
Test „Bewegungsmuster"	beim Öffnen des Kiefers		
	beim Schließen des Kiefers		

ZUSAMMENFASSUNG

Kiefergelenkprobleme können weitreichende gesundheitliche Folgen nach sich ziehen. Eine genaue Diagnose und Therapie im interdisziplinären Team ist hilfreich. Ein Fachgebiet isoliert kann diese komplexen Störungen selten mit einem befriedigenden Ergebnis für alle Beteiligten lösen. Zum Wohl der Patienten ist die intensive Zusammenarbeit zwischen den Disziplinen gefragt. Das setzt voraus, dass die beteiligten Fachdisziplinen ihr Blickfeld erweitern und fächerübergreifend denken.

Was Sie selbst gegen CMD und Bruxismus tun können

Ein wesentliches Begleit- oder Folgesymptom von Kieferproblemen sind muskuläre Fehlfunktionen des Mund-, Gesichts-, Kiefer- und Schulter-Nackenbereichs. Diese lassen sich *passiv* durch Massage, Dehnungen, Palpation und Wärmeanwendung und *aktiv* durch isometrische und isotonische Übungen behandeln. Mit selbst zusammengestellten Übungsprogrammen können die Kiefermuskeln gedehnt und entspannt werden. Beobachtungsübungen helfen dabei, den Wachbruxismus abzubauen. Eine bewusste Ernährung kann Sie dabei zusätzlich unterstützen. Oft führt das Durchführen von Übungen zu einer deutlichen Besserung der Symptomatik.

Übungsprogramm für einen lockeren Kiefer

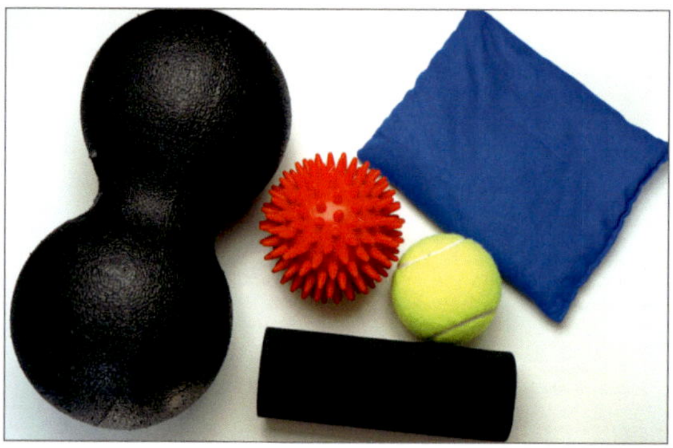

Abb. 11: Hilfsmittel für Übungen

Nützliches Material für ein Heimtraining. Abbildung 11 zeigt von links nach rechts eine Duo-Faszienrolle, eine kleine Faszienrolle (unten), einen Igelball, einen Tennisball und ein Kirschkernkissen. Diese Materialien können zur Lockerung der Muskulatur und der Faszien eingesetzt werden. Tabelle 2 beschreibt ihre Anwendung.

Tab. 2: Hilfsmittel und Anwendungsmöglichkeiten

Hilfsmittel	Anwendungsmöglichkeit	Durchführung
Tennisball, Faszienball, Igelball etc.	▪ Massage Rücken- und Nackenmuskulatur ▪ Massage im Kieferbereich	siehe Übung „Wildschwein" (Abb. 12).
Kirschkernkissen	im Kieferbereich	in der Mikrowelle erwärmen, auf Muskelbereiche auflegen
Mini-Faszienrolle	Massage im Gesichtsbereich	mit der Rolle über die Kaumuskulatur rollen, dabei den Kiefer locker hängen lassen
Duoball-Faszienrolle	Massage im oberen und unteren Rücken	ähnlich wie Abb. 12, auch im unteren Rücken (Lendenwirbelbereich) einsetzbar
Wärmflasche	im Kieferbereich	warmes oder kaltes Wasser

Lockerungsübungen

Übung: „Wildschwein". Stellen Sie sich vor eine Wand oder eine Tür. Legen Sie nun einen Faszien-, Tennis- oder Igelball zwischen Ihren Rücken und die Wand oder Tür. Massieren Sie dann durch seitliche Auf-und-ab-Bewegungen den ganzen Rücken. Vermeiden Sie es jedoch, direkt auf der Wirbelsäule zu massieren. Für Hartgesottene ist diese Übung auch im Liegen möglich (Abb. 12).

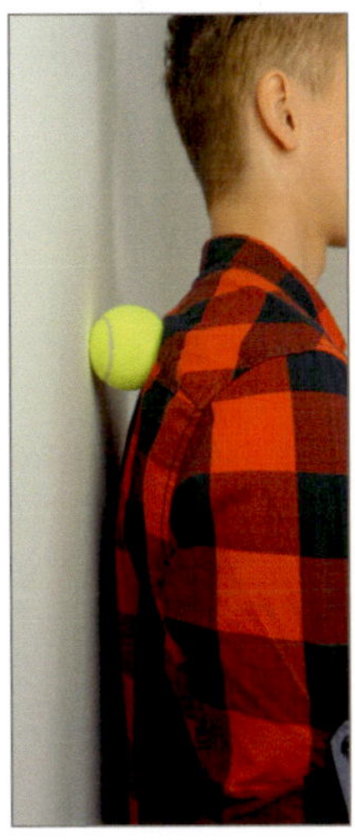

Abb. 12: Übung: „Wildschwein"

Schulterlockerung. Diese Übung kann im Stehen oder Sitzen durchgeführt werden. Ziehen Sie die Schultern hoch, halten Sie sie kurz in dieser Position und lassen Sie sie dann wieder locker fallen. Wiederholen Sie dieses Wechselspiel einige Male. Kreisen Sie nun Ihre Schultern mehrmals von vorne nach hinten, um eine Dehnung der vorderen Brustmuskulatur zu erreichen. Die Übung eignet sich auch als Lockerungsübung für die Arbeit am PC.

Kiefermassage. Beißen Sie zunächst die Zähne einmal fest zusammen, um die am Schließvorgang des Kiefers beteiligten Muskelgruppen wahrzunehmen. Klopfen Sie anschließend die Muskelpartien mit den Fingerkuppen beider Hände ab, lassen Sie dabei den Kiefer ganz locker hängen (Abb. 13-15).

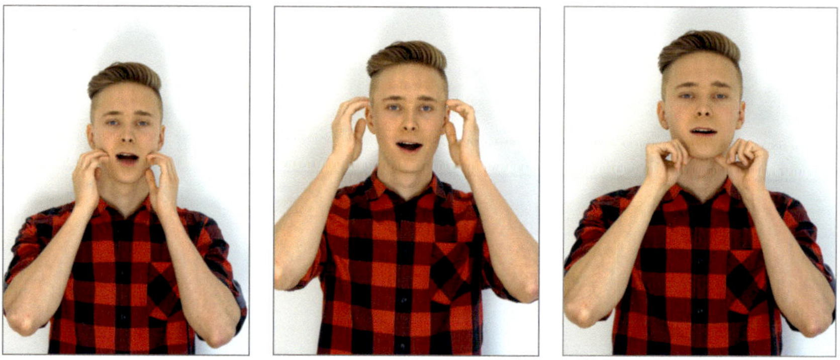

Abb. 13 -15: Massage des Kiefers

Danach mit beiden Händen von den Schläfen abwärts über die Wangen streichen, dabei den Unterkiefer locker hängen lassen, sodass er leicht nachgibt und der Mund sich etwas öffnet.

Dehnungsübungen

Auch Dehnungsübungen sind für die Muskulatur sehr hilfreich. Sie fördern die Durchblutung der Muskulatur, helfen Verklebungen des Bindegewebes zu lösen und dadurch die Nährstoffversorgung der Muskulatur zu optimieren. Die Muskelfunktion wird dadurch unterstützt und Verspannungen von Schulter- und Gesichtsmuskeln reduziert.

BEACHTE: Bei allen Übungen sollten keine Schmerzen oder neue Reibe- oder Knackgeräusche entstehen. Die folgenden Übungen sollten auch nicht nach einer Kieferoperation angewendet werden.

Kieferdehnung. Öffnen Sie den Kiefer so weit wie möglich, ziehen Sie mit der einen Hand den Unterkiefer nach unten, mit dem Daumen der anderen Hand drücken Sie den Oberkiefer nach oben. Die Spannung 30 Sekunden halten (Abb. 16).

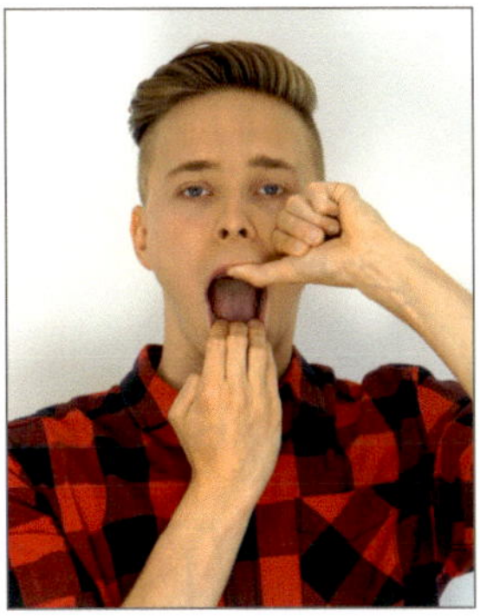

Abb. 16: Kieferdehnung

Rachenweite. Um den Rachenraum zu weiten, können Sie entweder entspannt und laut mit geöffnetem Mund gähnen, oder, wenn das gerade gesellschaftlich nicht passend sein sollte, Sie gähnen mit leicht geschlossenem Mund (sog. Höflichkeitsgähnen). Oder Sie stellen sich vor, jemand erzählt Ihnen gerade etwas sehr Spannendes und Sie staunen! (Abb. 17). Bei all diesen Übungen senkt sich der Mundboden leicht ab und es entsteht eine größere Mundraumweite.

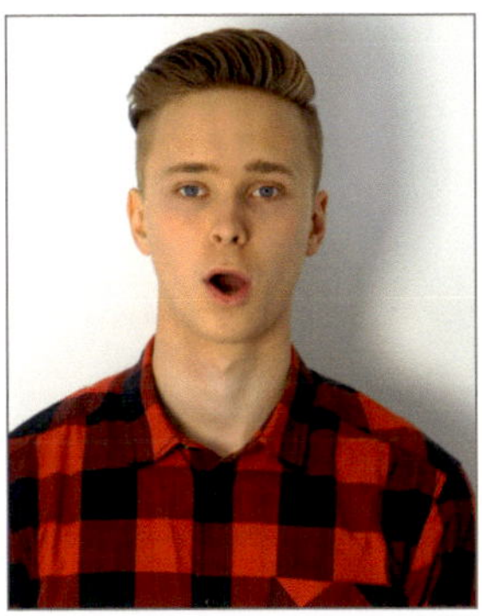

Abb. 17: Staunen

Zungendehnung. Haken Sie die Zungenspitze hinter den unteren Zähnen ein und rollen Sie die Zunge wie ein Pleuel nach vorne. (Abb. 18)

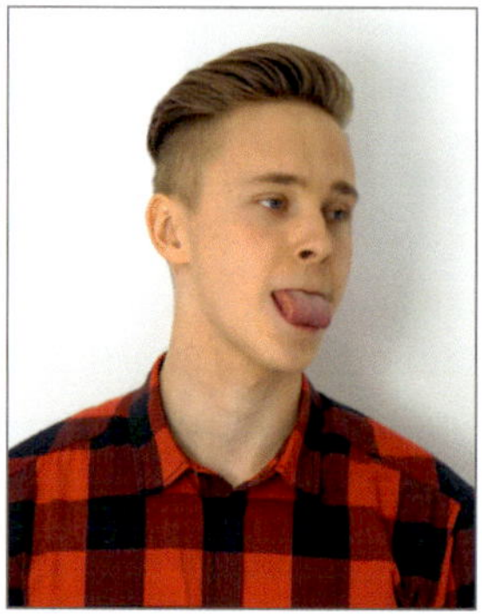

Abb. 18: Pleuelübung nach Fernau-Horn

Übungen mit Widerstand

Bewegungen gegen Widerstand auszuführen, erhöht die Wirksamkeit einer Übung.

Mund öffnen – Mund schließen. Halten Sie eine Hand flach unter das Kinn und öffnen Sie den Mund gegen den Druck der Hand (Abb. 19). Öffnen Sie den Mund, umfassen Sie das Kinn mit einer Hand und schließen Sie den Mund gegen den Druck der Hand (Abb. 20).

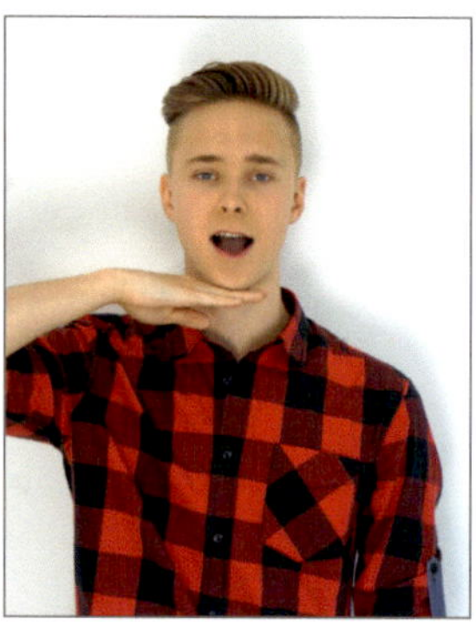

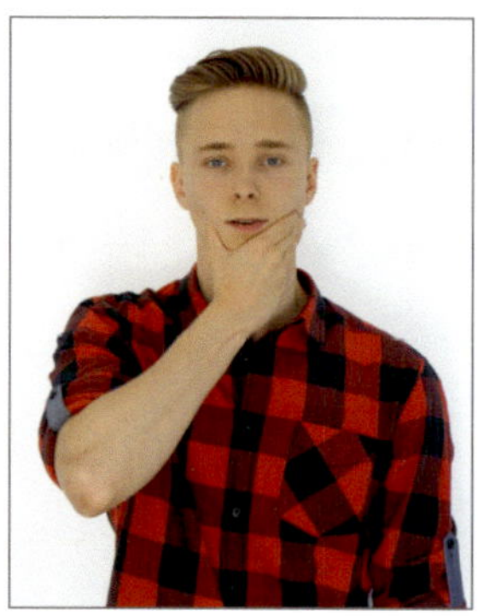

Abb. 19-20: Mund öffnen mit Widerstand, Mund schließen mit Widerstand

Myofunktionelle Übungen

Bei der myofunktionellen Therapie (MFT, auch: orofaziale Muskelfunktionstherapie) handelt es sich um eine Therapieform, die von Logopädinnen und Sprachtherapeutinnen durchgeführt wird. Durch Training der orofazialen Muskulatur sollen Kau-, Zungen-, Lippen- und Wangenmuskeln in ihrer Bewegungsfunktion so verbessert werden, dass eine zusätzliche Korrektur von Zahnstellungs-, Bisslage- und Kieferanomalien nachhaltig erhalten bleibt oder diese günstig beeinflusst wird.

Zungenkräftigung. Eine unterspannte, „kloßige" Zunge lässt sich trainieren. Nachfolgend finden Sie vier Übungen zur Kräftigung der Zungenmuskulatur. Abbildung 21 zeigt das Ansaugen der Zunge an den Gaumen. Ausgehend von der Zungenbewegung beim Schnalzen wird die Zunge in ganzer Fläche angesaugt, sodass das Zungenbändchen gespannt zu sehen ist. Ist das Zungenbändchen nicht gespannt, wird die Übung falsch durchgeführt.

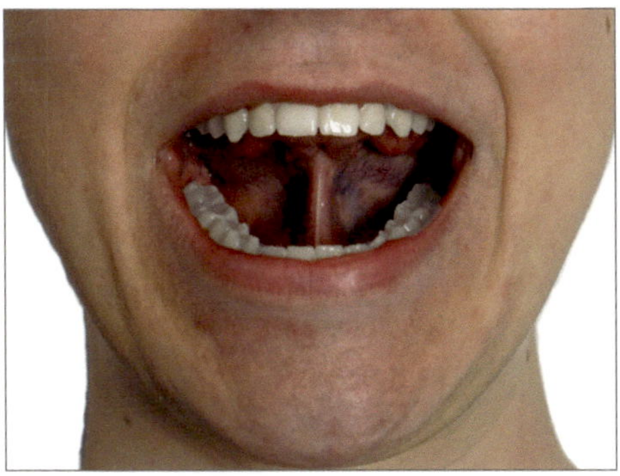

Abb. 21: Ansaugen

Die Abbildungen 22 und 23 zeigen Übungen mit Widerstand. Die Zunge wird bei weit geöffnetem Mund gerade und spitz herausgestreckt. Sie schwebt frei im Raum und liegt nicht auf der Unterlippe auf. Ein Spatel (ersatzweise auch ein Löffelstiel) wird so gegen die Zungenspitze oder seitlich gegen die Zungenränder gedrückt, dass die Zunge gerade noch ihre Form halten kann. Beim „Zungenboxen" bohrt sich die Zungenspitze von innen in die Wangen (Abb. 24).

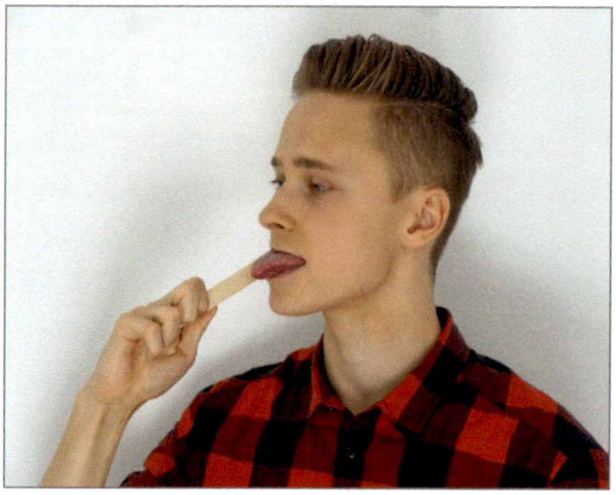

Abb. 22: Spatelübung „Zungenkampf“

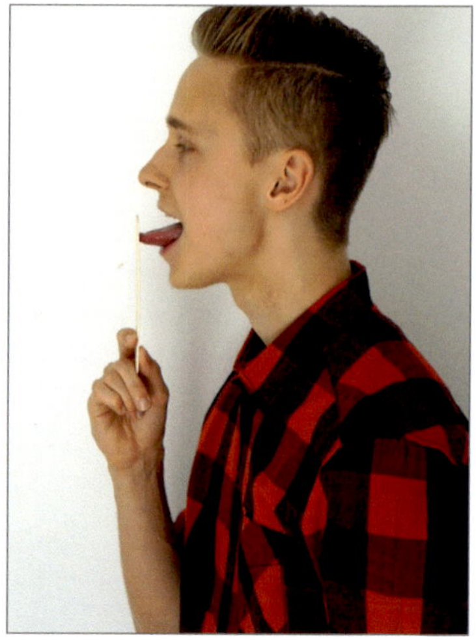

Abb. 23: Spatelübung seitlich

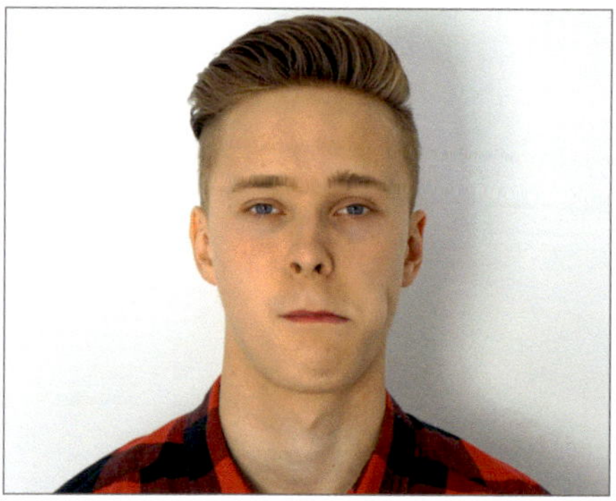

Abb. 24: „Zungenboxen“

Mobilitätsübungen

Übungen zur Kiefermobilität. Führen Sie folgende Bewegungsübungen ganz sanft und locker aus:

- kreisende Kaubewegungen
- Unterkiefer vor- und zurückschieben
- Unterkiefer seitwärts verschieben

Haltungsübungen

Die richtige Haltung im Stehen und Sitzen ist ausschlaggebend zur Vermeidung muskulärer Verspannungen. Insbesondere der Kopfhaltung kommt dabei eine entscheidende Rolle zu.

Das „richtige" Sitzen. Setzen Sie sich auf die vorderen zwei Drittel Ihres Stuhles. Knie und Füße sind etwa hüftbreit voneinander entfernt. Die Füße stehen parallel oder leicht außenrotiert. Unterschenkel und Oberschenkel bilden in etwa einen Winkel von 90 Grad. Der Rücken befindet sich in aufrechter Haltung, ist weder nach hinten noch nach vorne überstreckt. Ihre Schultern „liegen" locker dem Rücken auf. Hochgezogene Schultern lassen Sie locker nach unten fallen. Die Schultern sollen auch nicht nach vorn abfallen. Richten Sie Ihren Hals auf (langer Nacken). Durch diese Aufrichtung bildet die Stirn mit dem Kinn eine Linie, die parallel zum Rücken verläuft (Abb. 25).

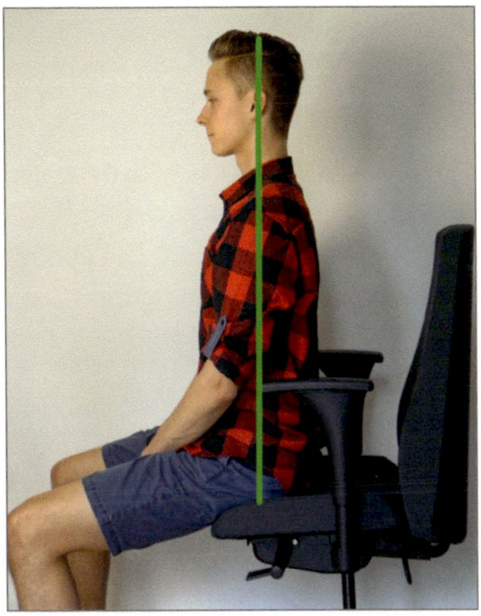

Abb. 25: Korrekte Sitzhaltung

Selbstverständlich sitzt man nicht ständig so aufgerichtet. Besonders gesund ist ein dynamisches Sitzen, also immer mal wieder eine andere Position einzunehmen. Denken Sie aber über den Tag verteilt immer einmal wieder daran, sich aufrecht hinzusetzen und verharren Sie nicht statisch in einer einmal gewählten Sitzposition.

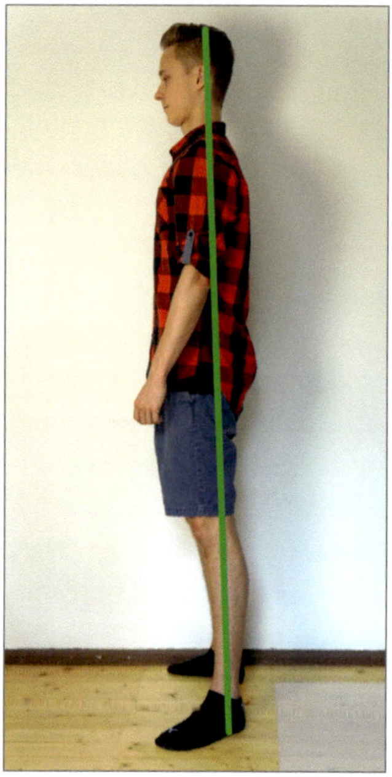

Das „richtige“ Stehen. Die Füße stehen etwa hüftbreit. Die Knie sind leicht gebeugt, nicht durchgedrückt. Neigen Sie die Hüfte etwas nach vorn, dadurch gelingt die Aufrichtung des Rückens leichter. Der Rücken ist gerade. Sie sollten weder ins Hohlkreuz fallen noch sollten Sie Ihre Schultern nach vorn hängen lassen. Halten Sie Ihre Schultern wieder in lockerer Position. Achten Sie darauf, dass die Schultern nicht hochgezogen sind. Für die Aufrichtung des Nackens gilt (vgl. „richtiges“ Sitzen): Die Stirn-Kinn-Linie ist parallel zum Rücken (Abb. 26).

Abb. 26: Stehhaltung

Die „richtige“ Kopfhaltung. Ist der Kopf nicht ausbalanciert auf der Halswirbelsäule, kommt es zu Verspannungen der Nacken- und Halsmuskulatur. Immerhin kann ein Kopf bis zu sechs Kilogramm wiegen. Bei einer ausbalancierten Kopfhaltung ist der Nacken lang, die Nasenspitze und das Kinn werden gesenkt (Abb. 27). Falsch wäre es, das Kinn nach vorne zu strecken („Schildkröte“, Abb. 28).

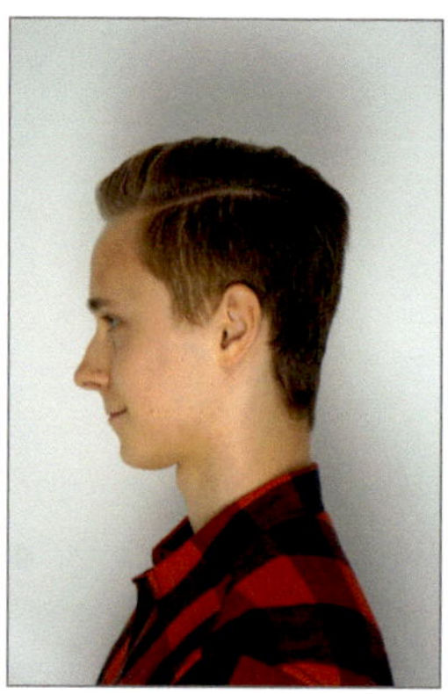

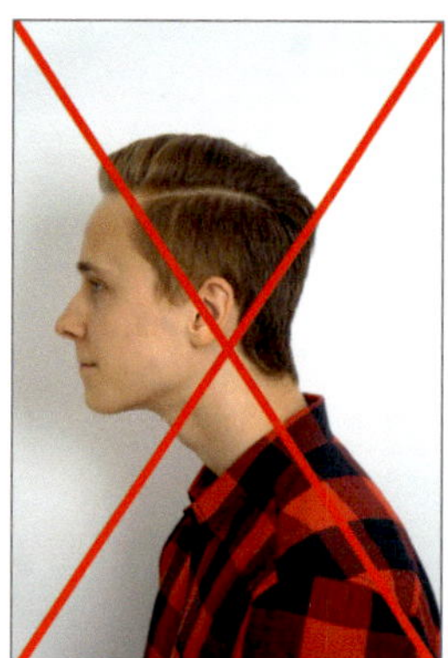

Abb. 27-28: Kopfhaltung richtig (langer Nacken) und falsch („Schildkröte“)

Isometrische und isotonische Muskelübungen

Der Unterschied zwischen diesen beiden Übungsformen besteht darin, dass bei isotonischen Übungen die Muskelkontraktionen die Bewegung der Gelenke einbeziehen, während bei isometrischen Übungen die Muskelkontraktionen ohne Bewegung der Gelenke erfolgen.

Die Jokerübung. Halten Sie eine Hand flach unter den Unterkiefer. Stützen Sie den Arm mit der anderen Hand, die eine Faust bildet. Dann drücken Sie den Unterkiefer mit leichter Kraft gegen den Widerstand der Faust, dabei keine Bewegung im Kiefergelenk durchführen. Führen Sie diese isometrische Übung immer dann aus, wenn Sie merken, dass Sie Ihren Kiefer tagsüber zusammenpressen. Die Übung stellt die „Gegenbewegung" zum Pressen dar. Als Joker ist sie überall und jederzeit unauffällig einsetzbar (Abb. 29).

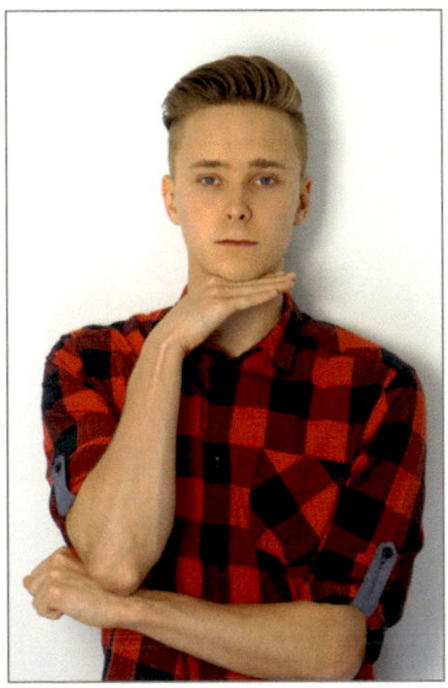

Abb. 29: Jokerübung

Zähnepressen am Tag

Beobachten Sie einmal, ob Sie auch tagsüber die Zähne zusammenpressen. Meistens ist die Zunge dabei fest an den Gaumen gepresst und die Zahnreihen haben Kontakt. Frei nach dem Motto „Zähne zusammen und durch" geschieht dies häufiger während eines stressreichen Arbeitstags.

Beobachtungsübungen

„Immer wenn ..., dann ...-Übungen“ helfen, ein beobachtetes Verhalten zu unterbrechen und durch ein neues Verhalten zu ersetzen, z. B.: „Immer wenn ich bemerke, dass meine Zunge an den Gaumen gepresst ist, dann lege ich sie nach unten.“ Hilfreich ist es, genau das entgegengesetzte Verhalten zu wählen, wenn ich eine **Anspannung** einer Muskelgruppe wahrnehme, um dann die **Entspannung** dieser Muskelgruppe herbeizuführen (Tab. 3).

Tab. 3: Beispiele für „Immer wenn ..., dann ...-Übungen“

Beobachtetes Verhalten „Immer, wenn ...	Neues Verhalten „dann ...“
■ Zunge klebt am Gaumen ■ Zähne werden aufeinandergepresst	■ „Hängematte“: Zungenspitze verbleibt hinter den oberen Schneidezähnen, Zungenrücken wird nach unten abgesenkt ■ Vorstellung „heiße Kartoffel im Mund“. Stellen Sie sich vor, Sie sprechen mit einer heißen Kartoffel im Mund. ■ Staunen (Abb. 17) ■ Jokerübung (Abb. 29)
Kopfhaltung „Schildkröte“ (Abb. 28)	■ Kopfhaltung ausbalanciert (langer Nacken, leichtes Doppelkinn, Abb. 27)
Sitzhaltung	■ Vorstellungshilfe „Marionettenfaden“: Angenommen, ein Marionettenfaden befände sich an Ihrem hinteren Scheitelpunkt. Wie ist Ihre Kopfhaltung, wenn Sie sich vorstellen, jemand zieht am Faden Richtung Decke? ■ Vorstellungshilfe „Orden“: Sie haben einen Orden verliehen bekommen, tragen ihn und sind sehr stolz darauf. Wie ist Ihre Haltung bei dieser Vorstellung?
Stehhaltung	■ Knie locker, nicht durchdrücken ■ Vorstellungshilfe „Marionettenfaden“ ■ Vorstellungshilfe „Orden“

Ziel dieses Vorgehens ist es, in Schritt 1 das unerwünschte Verhalten (Zähnepressen, falsche Kopfhaltung) besser wahrzunehmen, um es dann in Schritt 2 durch ein gesundheitsförderlicheres Verhalten zu ersetzen, bis das neue Verhalten sich automatisiert hat.

Ernährung

Bei CMD und Bruxismus werden immer wieder Ernährungstipps gegeben, denn bestimmte Nährstoffe und Nahrungsmittel sind zum Stressabbau und zur Reduktion der Muskelspannung empfehlenswert. Bei Schmerzen und Verspannungen ist mit einem erhöhten Bedarf des Körpers an Magnesium und Calcium zu rechnen. Da die Verwertbarkeit von Nahrungsergänzungsstoffen umstritten ist, sollte am besten innerhalb der täglichen Ernährung auf Lebensmittel mit hohen Anteilen des jeweiligen Stoffes geachtet werden und darauf, sich insgesamt ausgewogen zu ernähren. Folgende Lebensmittel gelten als stressreduzierend und spannungsregulierend.

- **Kräuter.** Baldrian ist als Tee vor dem Schlafengehen genossen oder als Baldrianöl zum Einreiben und Massieren der Kiefergelenk- und Halsmuskulatur hilfreich. Auch andere Kräutertees, wie z. B. Kamillentee oder grüner Tee, haben entspannende Wirkung.
- **Magnesium und Calcium.** Ein Mangel an Magnesium und Calcium kann zu Muskelverspannungen und Krämpfen führen. Beide Nährstoffe benötigt der Körper zur Weiterleitung von Muskel- und Nervensignalen und für eine gesunde Muskelfunktion. Bei diagnostiziertem Magnesiummangel kann ein Nahrungsergänzungsprodukt in Form von Pulver oder Kapseln eingenommen werden.
  Lebensmittel mit einem hohen Magnesiumgehalt sind: Bananen, roher Kakao, Avocados, Mandeln, Walnüsse, Kürbiskerne, Cashewkerne, Pekannüsse, Kartoffeln mit Schale und grünes Blattgemüse.
  Lebensmittel mit einem hohen Calciumgehalt sind: Milchprodukte, Grünkohl, Brokkoli, Mohn, Sesam, Mandeln, Trockenfeigen, Quinoa, Chia Samen u. a.
- **Vitamin C.** Vitamin C ist wichtig für die Produktion des Neurotransmitters Dopamin, zur Stimmungsregulation und Kontrolle der glatten Muskulatur. Ein Vitamin-C-Mangel hat einen negativen Einfluss auf die Produktion von Adrenalin und Noradrenalin, was wiederum Stresssymptome hervorrufen kann.
  Lebensmittel mit viel Vitamin C sind: Beeren (z. B. Sanddorn, Schwarze Johannisbeeren), Petersilie, Brokkoli, Kiwis, Rosenkohl, rote Paprika, Ananas u. a.

Konkrete Mengenangaben zu Vitalstoffen in Lebensmitteln finden sich unter http://www.vitalstoff-lexikon.de/

ZUSAMMENFASSUNG

Übungsprogramm

Üben Sie täglich für einige Minuten und bei Bedarf immer dann, wenn Sie muskuläre Anspannung wahrnehmen:

- Lockerungsübungen/Kiefermassage
- Dehnungsübungen
- Übungen mit Widerstand
- Myofunktionelle Übungen
- Mobilitätsübungen
- Haltungsübungen
- Beobachtungsübungen

Beobachten Sie so oft wie möglich Ihren Kiefer und Ihre Kopf- und Stehhaltung und setzen Sie die Jokerübung ein.
Eine ausgewogene Ernährung mit u. a. viel Magnesium, Calcium und Vitamin C kann unterstützend bei CMD und Bruxismus helfen.

Die Ursache von Bruxismus/CMD bekämpfen

Stress ist ein emotionaler Belastungszustand, gekennzeichnet durch eine bedrohlich empfundene Diskrepanz zwischen Anforderung und Bewältigungsmöglichkeiten in einer Stresssituation. Stress führt zu körperlichen und psychischen Reaktionen. Eine davon ist Schlaf- und Wachbruxismus, in deren Folge eine CMD entstehen kann.

Das Kausystem wird auch als Stressorgan bezeichnet und dient damit auch der Stressverarbeitung. Bei einer Stressreaktion wird die Kaumuskulatur aktiviert, was zu Knirschen und Pressen mit den Zähnen führt. Dies geschieht mit extrem hoher Kraft. Mehrere Hundert Kilopond sind beim nächtlichen Zähneknirschen gemessen worden. Tagsüber werden diese hohen Kräfte zwar nicht ganz erreicht, jedoch wird auch hier bei Stress die Kaumuskulatur stärker aktiviert als bei den anderen Funktionen des Kausystems. Zähneknirschen ist eine normale Regulationsfunktion des Körpers. Nachts werden die täglichen Erlebnisse im Sinne von Psychohygiene verarbeitet, vor allem in den Traumphasen. Wenn der Stress zu groß ist und das Knirschen überhandnimmt, wenn immer mehr Muskelgruppen in die nächtlichen Aktivitäten einbezogen werden und man mit Schmerzen und unausgeschlafen aufwacht, ist es Zeit, gegen die Ursachen – zu viel Stress – anzugehen.

Was ist Stress?

Der Begriff „Stress“ stammt ursprünglich aus der Werkstoffkunde und bezeichnet den Zustand eines Materials, das unter Zug oder Druck steht. Dies entspricht unserem Alltagsverständnis von Stress: eine Person unter Druck in einem Zustand besonderer psychischer und körperlicher Anspannung.
Stress kann uns überall im Alltag begegnen, am Arbeitsplatz, in der Schule, in der Familie und sogar in der Freizeit.
Der Mensch befindet sich in einer Stresssituation in einem Zustand erhöhter Alarmbereitschaft, was in unterschiedlichen körperlichen Reaktionen zum Ausdruck kommen kann (Abb. 30), die dann auch chronisch werden können. In ge-

ringen Dosen wirkt Stress motivierend und sogar leistungssteigernd, in hohen Dosen ist er dagegen gesundheitsschädlich.

Aber auch eine Unteraktivierung, ein Zu-wenig-gefordert-Sein, z. B. durch monotone Tätigkeiten, kann Stress auslösen. Menschen schätzen sowohl Unter- als auch Überaktivierung im Allgemeinen nicht, sie werden am ehesten stimuliert und herausgefordert durch Aufgaben mittlerer Schwierigkeit, also Aufgaben, die sie herausfordern, aber nicht überfordern.

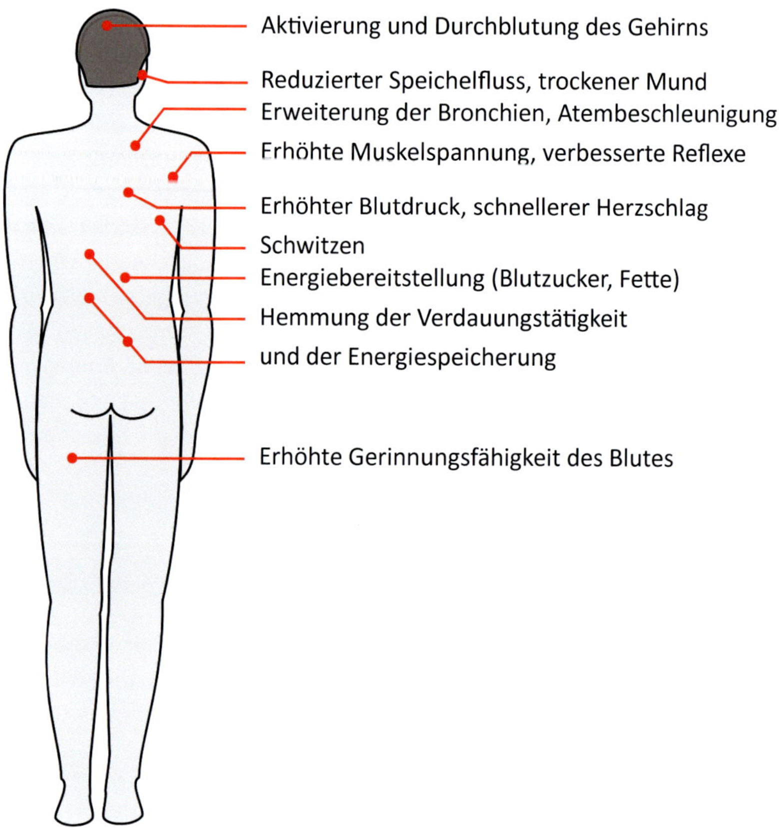

Abb. 30: Körperliche Aktivierung unter Stress

Anhaltende Stresszustände werden mit der Entstehung von CMD/Bruxismus in Verbindung gebracht.

FALLBEISPIEL: Die Stresshaltung

Frau L. arbeitet in einer Behörde und fühlt sich von den dort vorstelligen Antragstellern, aber auch von den Anforderungen vonseiten der Behördenleitung unter Druck gesetzt. Insbesondere das schlechte Arbeitsklima unter ihren Kollegen und Vorgesetzten macht ihr zu schaffen. Sobald Frau L. morgens den PC hochfährt und die ersten E-Mails und Arbeitsanweisungen liest, presst sie die Zunge an den Gaumen, lässt die Schultern nach vorne fallen und streckt das Kinn vor. Im Laufe des Tages bleibt diese Haltung dauerhaft bestehen. Pausen und Entspannungsphasen gibt es nicht. Sie kommt sowieso kaum durch mit ihrer Arbeit und hat übermäßig viele Überstunden angehäuft. Nach kurzer Zeit bekommt sie Schmerzen, zunächst Nackenschmerzen, dann auch Kieferschmerzen, schließlich Kopfschmerzen. Frau L. schläft schlecht und fühlt sich morgens wie gerädert. Immer wieder träumt sie von Situationen am Arbeitsplatz und verbringt nachts viele schlaflose Stunden mit Grübeleien zu ihrer Arbeitssituation und möglichen Alternativen.

Neulich bemerkte Frau L., dass bereits das bloße Einnehmen ihrer üblichen PC-Haltung und das Zusammenbeißen der Zähne am Morgen bei ihr das Gefühl auslösen, gestresst zu sein. Sie hat eine Stresshaltung entwickelt.

Wie Stress im Körper abgespeichert wird

Der gebeugte Kopf im Stehen und Sitzen, die nach vorne fallenden Schultern, der zusammengepresste Kiefer werden vom Körper als Information unter „Ich habe Stress“ gespeichert. Einerseits können wir äußerlich daran erkennen, ob ein Mensch gestresst ist, denn ein zusammengebissener Kiefer wird auch von außen als verbissen interpretiert: „Die wirkt so verkniffen“. Andererseits beeinflusst diese Haltung wiederum unsere Stimmung. Durch das Einnehmen einer automatisierten Stresshaltung fühlen wir uns sofort auch gestresst. Der Schmerz und die Verspannungen der Muskeln werden irgendwann selbstverständlich und vom Bewusstsein eine Zeit lang ausgeblendet, bis sie überhandnehmen und dann umso mehr belasten. Das Ausstiegsmittel aus diesem Teufelskreis ist das bewusste Einnehmen einer aufrechten, lockeren Anti-Stresshaltung.

Stress als Herausforderung, Überforderung und Unterforderung

> Man unterscheidet zwei Arten von Stress: **Eustress** und **Disstress**. Als Eustress bezeichnet man belastende Reize, die als angenehm empfunden werden (positiver Stress), unter Disstress versteht man den Zustand der Überlastung, wie z. B. Überforderung am Arbeitsplatz (negativer Stress).

Inwieweit Belastungssituationen zu einem negativen Stress werden, hängt von der Dauer der Belastung sowie den individuellen Bewältigungsmöglichkeiten und den Erfahrungen aus vergleichbaren, früher durchlebten Situationen ab. Besonders wichtig ist die persönliche Selbsteinschätzung, eine aktuelle Stresssituation hier und jetzt meistern zu können.
Besitzt man Fähigkeiten und Fertigkeiten, den Anforderungen gerecht zu werden, sowie die Möglichkeit, die frei werdenden körperlichen Energien auch auszuleben, hat man es mit positivem Stress zu tun. Dann kann Stress sogar das Selbstvertrauen und Wohlbefinden steigern, was in Fitness oder Vitalität resultiert. Wer mit den Zähnen knirscht, weil er gestresst ist, steht unter negativem Stress. [7, 10]

Stressauslöser
Stressauslöser (sogenannte Stressoren) werden in vier unterschiedliche Arten unterteilt:

- **Körperliche Stressoren** sind z. B. Hitze, Kälte, Lärm, Hunger, Krankheit und Verletzungen.
- **Seelische Stressoren** sind u. a. Versagensängste, Zeitdruck, Leistungsüberforderung bzw. -unterforderung und Prüfungssituationen.
- **Soziale Stressoren** können Konflikte, Meinungsverschiedenheiten, der Verlust von Angehörigen, die Ablehnung durch andere Menschen, Gruppendruck und Mobbing sein.
- **Chemische Stressoren** stellen z. B. Drogenmissbrauch, die Einnahme von Medikamenten oder der Kontakt mit Chemikalien im Beruf dar.

Stressoren können zudem *organisationsbedingt* sein, z. B. in Form von bürokratischen Strukturen, steilen Hierarchien und unklaren Arbeitsanweisungen, oder *rollenbedingt*, z. B. durch permanente Rollenkonflikte, aber auch *personenbe-*

dingt, z. B. durch bestimmte Persönlichkeitseigenschaften und persönliche Befindlichkeiten. Tabelle 4 listet typische Stressoren im Alltag auf. Dabei weisen Privat- und Arbeitsleben durchaus gemeinsame Stressquellen auf.

Tab. 4: Stressoren im Privatleben und am Arbeitsplatz

Privatleben	Arbeitsleben
Zeitdruck/Hetze	Termindruck/Zeitdruck/Hetze
Konflikte mit Kindern	Dienstreisen
Konflikte mit Partner/-in	Konflikte mit Kollegin/Kollegen
Geldsorgen	Konflikte mit Chef/Chefin
Alkoholkonsum	Konflikte mit Mitarbeitern
Konflikte mit Familie	Hohe Verantwortung
Pflegetätigkeit	Ärger mit Kunden
Wohnsituation	Ungerechtfertigte Kritik an mir
Konflikte mit Nachbarn	Lärm
Termindruck	Störungen am Arbeitsplatz
Bewegungsmangel	Ungenaue Anweisungen
Fehlende Sozialkontakte	Neuer Verantwortungsbereich
Rauchen	Autofahren in Stoßzeiten
Lärm	Pendeln
Hoher eigener Leistungsanspruch	Rauchen
Mangelnde Unterstützung	Alkohol
Körperliche Beschwerden	Bewegungsmangel
Stimmungsschwankungen	Hoher eigener Leistungsanspruch
Multitasking	Mangelnde Unterstützung
usw.	Fehlende Vorbereitung
	Aufstiegswettbewerb/Konkurrenzkampf

Finden Sie Ihre Stressoren

Notieren Sie einmal Ihre ganz persönlichen Stressoren im Alltag und bewerten Sie anschließend, wie stark sie Sie belasten mit Punkten zwischen 1 (steht für sehr niedrige „stressende" Wirkung) und 6 (für höchstes Stressempfinden).

Es stresst mich, wenn ...	Bewertung

Stressreaktion

In den meisten Stressdefinitionen wird Stress nicht allein durch seine Auslöser oder als Antwort des Körpers definiert. Das Stressgeschehen wird dabei als wechselseitige Interaktion zwischen Personen und ihrer Umwelt (Transaktion) beschrieben. Das Ausmaß, in dem eine Situation zu einer Stressreaktion führt, hängt demnach hauptsächlich von inneren Bewertungsvorgängen einer Person und ihren individuellen Charakteristika und Einstellungen ab. Stressoren lösen erst dann Stress aus, wenn sie von einer Person in ihren Gedanken als Stress auslösend bewertet werden. Erst dann kommt es zur Stressreaktion mit den entsprechenden Gefühlen der Überforderung.

Im Normalzustand sind Sympathikus und Parasympathikus an einer Stressreaktion abwechselnd beteiligt. Bei maximalem Dauerstress unter chronischer Sympathikusaktivierung kann eine Leistung nur begrenzt aufrechterhalten werden und erzwingt Erholungsphasen des Organismus, in denen der Sympathikus nicht mehr aktiviert werden kann oder auch bereits gesundheitliche Folgen auftreten (Abb. 31). [7]

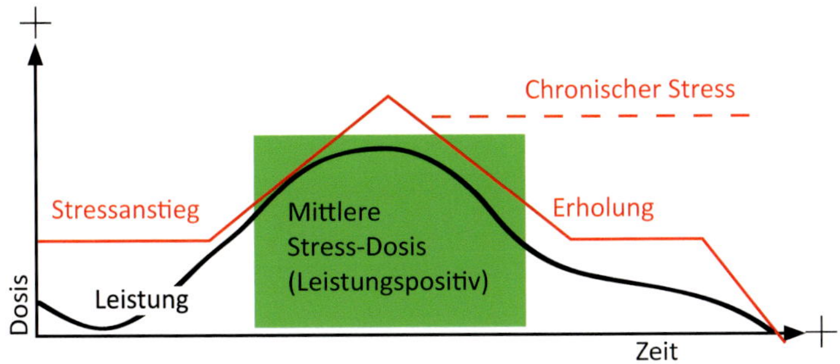

Abb. 31: Stressentstehung

Stresssymptome

Grundsätzlich können sich Stresssymptome auf verschiedenen körperlichen Ebenen zeigen:

- der **kognitiven Ebene**, z. B. als Wahrnehmungsverzerrung, als sich Sorgen machen, als Bagatellisierung,
- der **physiologischen Ebene**, z. B. als Nervosität, Herzrasen oder flache Atmung,
- der **emotionalen Ebenen**, als Angst, Ärger oder Frustration,
- der **motorischen Ebene**, z. B. als Flucht, Rückzugsverhalten, Vermeidungsverhalten oder Aggression

FALLBEISPIEL: Der Stau

Susanne und Stefan stehen beide im Stau auf der Autobahn während der Fahrt zu einem wichtigen Kundentermin.

Susanne denkt: „Der Kunde wird für meine Verspätung Verständnis haben." Ihre körperliche Aktivierung (Herzfrequenz und Blutdruck) steigt nicht. Sie bleibt gelassen und ist weiterhin guter Dinge. Sie schaltet das Navigationssystem an, um nach einer alternativen Route zu suchen, und ruft den Kunden an.

Nicht so Stefan. Er denkt: „Wenn ich zu spät komme, verliere ich den Kunden." Er beginnt zu schwitzen, seine Muskeln verspannen, er beißt die Zähne zusammen, er ist wütend und frustriert. Als bei nächster Gelegenheit der Vordermann nicht schnell genug anfährt, betätigt er die Hupe.

Positive und negative Bewältigungsstrategien

Welche Bewältigungsstrategien (sogenanntes **Coping**) für Stressoren ein Mensch in einer bestimmten Situation wählt, hängt von einer Reihe von Faktoren ab. Ausschlaggebend sind besonders:

- der allgemeine Gesundheitszustand (Tagesform)
- der Grad der aktuellen psychischen und/oder physischen Belastung
- der Bereich, von dem die Anforderungen ausgehen
- die Zeit, die zur Verfügung steht
- frühere Erfolge bzw. Misserfolge bei ähnlich strukturierten Anforderungssituationen
- der Grad der subjektiven Bedeutsamkeit einer Stresssituation

Dabei scheinen die Bewältigungsstrategien zwischen Personen, die von einer CMD und Bruxismus betroffen sind, und Personen, die nicht betroffen sind, anders auszusehen. Eine mangelnde Stressverarbeitung wird deshalb als mögliche Ursache für chronische Schmerzzustände diskutiert.

Tab. 5: Coping-Strategien

Positives Coping	Negatives Coping
Ablenkung	Soziale Abkapselung
Schuldabwehr	Gedankliche Weiterbeschäftigung
Herunterspielen	Resignation
Umdeutung	Selbstmitleid
Kontrolle	Negativszenarien: Ausmalen des schlimmsten Falles

CMD- und Bruxismus-Patienten, die sich ihrer Stressbelastung bewusst sind und positive Coping-Strategien verfolgen, zeigten ein besseres Behandlungsergebnis, wohingegen Patienten mit negativen Coping-Strategien eher chronische Formen einer CMD entwickeln und auch häufiger Schmerzen beklagen. Positive Strategien zielen auf Bewältigung durch Ablenkung oder Umdeutung, auf Ablenkung oder Kontrolle (Tab. 5) und bewirken eine Stressreduktion, während negative Strategien, wie emotionale Betroffenheit und inneres Aufgeben, Stress verstärkend wirken (Abb. 32). [6]

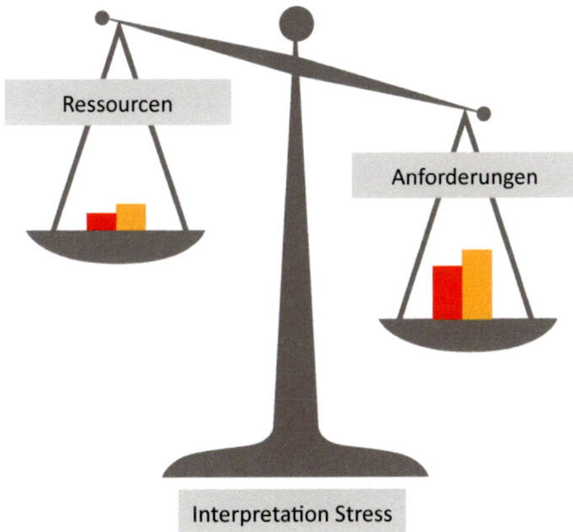

Abb. 32: Stress als Folge innerer Bewertung

Stresstypen

Es werden bestimmte Verhaltensweisen von Menschen unter Stress unterschieden, die Wissenschaftler „Typ A" und „Typ B" zuordnen.

- **Stresstyp A** ist im Allgemeinen leicht erregbar, aufbrausend und nervös. Er neigt bei Dauerstress zu Erkrankungen, z. B. Bluthochdruck oder Herzinfarkt.
- **Stresstyp B** ist äußerlich eher ruhig und „schluckt" seinen Ärger hinunter. Im Dauerstress ist er besonders anfällig für Magen-Darm-Beschwerden.

BEACHTE: Das Ausmaß der tatsächlichen Belastung und Stressempfindung hängt häufig mit übersteigerten Ansprüchen an sich selbst zusammen. Viele Stressgeplagte sind Perfektionisten, sie erwarten von sich, immer 100%ige Leistung erbringen zu müssen. Dieses Muss-Denken begleitet sie in vielen Bereichen ihres Lebens. Der überhöhte Selbstanspruch kann sich im Stressorgan Kiefer über Zähneknirschen oder -pressen ein Ventil suchen. Besonders junge Frauen scheinen davon häufiger betroffen zu sein. [3]

Extreme Folgen von Stress – Burn-out

Der Begriff Burn-out (dt.: Ausbrennen, Durchbrennen von Sicherungen) ist im deutschen Sprachraum Ende der 1980er Jahre populär geworden.

> **BEACHTE:** Das Burn-out-Syndrom ist ein Zustand völliger körperlicher und seelischer Erschöpfung als Folge von langanhaltenden Belastungen und übermäßigem Stress. Es beeinträchtigt Motivation, Einstellungen und Verhalten.
> Burn-out wird gemäß Code Z73.0 der ICD10 (Internationale Klassifikation der Krankheiten) als „Erschöpfungssyndrom" beschrieben.

Ursachen und Symptome von Burn-out. Unrealistische Zielsetzungen, zu hohe Erwartungen, mangelnde Bewältigungskompetenz etc. werden als Ursachen für Burn-out benannt. Aus der arbeitspsychologischen Forschung ist bekannt, dass mangelhafte Arbeitsbedingungen – wie z. B. Zeitdruck, mangelnder Handlungsspielraum, Rollenkonflikte und mangelnde Rückmeldung – zu Beeinträchtigungen des Befindens führen können. Burn-out vollzieht sich dabei in verschiedenen Phasen von leichter Beeinträchtigung bis zum völligen Zusammenbruch. [8]

Schritte im Burn-out-Geschehen

Schritt 1: Ich will mich beweisen. Der Schritt ist durch übersteigerten Ehrgeiz und Perfektionismus gekennzeichnet, man möchte 100 % Leistung zeigen. Die Gedanken kreisen – fast zwanghaft und angstauslösend – nur darum.

Schritt 2: Ich zeige verstärkten Einsatz. Alle Aufgaben erscheinen dringlich, lassen sich nicht delegieren und werden besonders rasch erledigt. Erste Versagensängste treten auf.

Schritt 3: Ich vernachlässige meine eigenen Bedürfnisse. Menschen in dieser Phase empfinden diesen Zustand als normal, teilweise sogar als angenehm und sich selbst als „tough". Soziale Bedürfnisse werden als nachrangig angesehen und Kollegen, die andere Prioritäten setzen, werden abgewertet. Fehler werden häufiger, der Lebensstil wird ungesund.

Schritt 4: Ich verdränge Konflikte und Bedürfnisse. Konflikte mit Arbeitskolleginnen, der Partnerin/dem Partner werden nicht mehr wahrgenommen. Erste körperliche Symptome zeigen sich. Fehlleistungen wie vergessene Termine etc. treten vermehrt auf.

Schritt 5: Ich deute meine Werte um. Menschen in dieser Phase stumpfen ab, werden hart und berechnend. Für sie zählt nur noch die Gegenwart, das aktuelle Geschehen. Dinge aus der Vergangenheit, die ihnen vormals wichtig waren, treten hinter die Arbeit zurück. Der persönliche Horizont und die Wahrnehmung verengen sich.

Schritt 6: Ich verleugne meine Probleme. Zynismus, Verbitterung und Härte prägen den sozialen Umgang in dieser Phase. Ungeduld, Intoleranz und Aggressivität bestimmen den Umgangston. Körperliche Beschwerden nehmen zu und die Leistungsfähigkeit sinkt, der soziale Rückzug verstärkt sich.

Schritt 7: Ich ziehe mich zurück. Familie und Freunde werden jetzt als Belastung empfunden. Die Kritikfähigkeit sinkt. Orientierungslosigkeit und ein Zustand innerer Hoffnungslosigkeit breiten sich aus. Ersatzbefriedigungen, wie Drogen- und Alkoholkonsum, nehmen zu. Beruflich leisten Betroffene oft nur noch Dienst nach Vorschrift.

Schritt 8: Ich ändere mein Verhalten. Den Betroffenen wird zunehmend alles egal, sie werden apathisch und antriebslos. Sie erleben alles als Angriff auf ihre Person. Zusätzliche Arbeitsanforderung wird als Belastung empfunden und es wird auf Ausreden und Ausflüchte zurückgegriffen.

Schritt 9: Ich depersonalisiere. In dieser Phase haben Betroffene das Gefühl, nicht mehr sie selbst zu sein. Sie beschreiben sich als Roboter, die funktionieren müssen, und empfinden ihren Alltag als sinnlos und unentrinnbar. Sie sind nachlässig gegenüber ihrer Gesundheit, kümmern sich nicht darum.

Schritt 10: Ich fühle mich innerlich leer. Die Betroffenen sind nun völlig mutlos, leer, fühlen sich nutzlos, schwach, ängstlich bis panisch. Es kommt zu Phobien und Panikattacken.

Schritt 11: Ich habe eine Depression. Diese Phase ist von Depression, Hass auf sich selbst, körperlicher und geistiger Erschöpfung, dem Wunsch nicht mehr aufwachen zu müssen und Suizidgedanken bestimmt.

Schritt 12: Ich bin völlig erschöpft. In dieser Phase kommt es zu körperlicher Krankheit, psychischem und emotionalem Zusammenbruch.

(In Anlehnung an die 12 Phasen des Burn-out-Zyklus von Ponocny-Seliger & Winker, 2014)

Der Umgang mit Stress

> Therapien zu Stressbewältigung/-management zielen darauf ab, stressgeplagten Menschen zu helfen, die Stressursache zu beheben oder zumindest zu lernen, sie erfolgreicher zu bewältigen. Der erste Schritt besteht darin, die Stress auslösenden Situationen, Einstellungen und Lebensregeln zu analysieren. Danach kommt es zu einer Reflexion über die berufliche und private Lebenssituation und zur Entwicklung wirksamer Stressbewältigungsstrategien.

Bei der Entwicklung wirksamer Stressbewältigungsstrategien stehen drei Überlegungen im Vordergrund:

- die Möglichkeit der aktiven Veränderung der Situation: **Change it**
- ein Wechsel der Situation: **Leave it**
- die Steigerung der eigenen Stress reduzierenden Kräfte: **Ressourcenaktivierung**

> „Umdeutung“ (englisch: Reframing) bezeichnet eine Technik, bei der einer Situation eine andere Bedeutung oder ein anderer Sinn zugewiesen wird. Die Situation wird in einem anderen Kontext (oder „Rahmen“) gesehen.

Change it. Mit welchen Einstellungen und Lebensregeln kann es gelingen, auf die vermeintlich unvermeidlichen Stressoren erst gar nicht bzw. mit geringerer Anspannung zu reagieren? Dies erreichen Sie mit einer Änderung der inneren Einstellungen und mentalem Training. Denn: Gelassenheit beginnt im Kopf! Tabelle 6 zeigt Beispiele für Stressauslöser, typische Gedanken in solchen Situationen und mögliche Umformulierungen und Handlungsstrategien.

Tab. 6: Veränderung von Gedanken und Einstellungen

Es stresst mich, wenn ...	Ich denke:	Umdeutung/ Umformulierung	Strategie
... ich an der Kasse warten muss	.... warum erwische ich immer die langsamste Schlange?	Die Wartezeit bietet mir die Gelegenheit, durchzuatmen und meinen Kiefer zu lockern (siehe Kasten: Wartezeiten nutzen)	Aktive Entspannung
... ich Multitasking machen muss ... alle etwas von mir wollen	... ich werde nicht alles zu meiner/ ihrer Zufriedenheit hinbekommen	Ich muss es nicht allen recht machen Ich kann es nicht allen recht machen Niemand kann es allen recht machen	Prioritäten setzen: Was ist am dringendsten?
... die Deadline für ein Projekt/eine angenommene Verpflichtung naht	... Ich schaffe das nicht, ich muss das 100 % gut machen (Perfektionismus)	Realitätscheck: Was ist mit wie viel Aufwand machbar? Reichen auch 80 %? Wer ist schon perfekt? Lässt sich die Deadline verschieben?	Energiespar-variante aushandeln Unterstützung suchen

Und nun Sie. Tragen Sie hier Ihre persönlichen Stressoren, Ihre Gedanken und Bewertungen dazu und mögliche Umdeutungen und Strategien ein.

Es stresst mich, wenn ...	Ich denke:	Umdeutung/ Umformulierung	Strategie

Leave it. Wie kann man die Anzahl der Stressoren verringern und den Alltag anders strukturieren? Durch bewusstes Zeitmanagement und einen bewusst vollzogenen Perspektivwechsel.

Viele fühlen sich im Hamsterrad immer wiederkehrender Abläufe und Interaktionen gefangen, dies kann die Situation am Arbeitsplatz sein, aber auch die Pflege eines Angehörigen oder der Erziehungsalltag.

Perspektivwechsel im Stressgeschehen – das Hamsterrad

Vielleicht „sieht das Hamsterrad im Arbeitsalltag tatsächlich von innen aus wie die Karriereleiter" (Zitat, unbekannter Autor) und dies ist der Grund, warum viele sich immer weiter abmühen. Aber: Das Hamsterrad sieht eben auch nur von innen aus wie eine Karriereleiter. Betrachten Sie sich selbst einmal aus der Außenperspektive, wie Sie sich im Hamsterrad abmühen. Was sehen Sie? Gibt es Alternativen zu Ihrem Hamsterrad? Gibt es ein Leben außerhalb des Hamsterrades?

Ressourcen aktivieren. Wie kann man durch Stress aufgestaute Energien angemessen und gesundheitsfördernd abbauen? Z. B. durch Bewegung, Sport und gezielte Entspannung und Atemtechnik.

Abbildung 33 zeigt Ihre ganz persönliche Stresswaage. Hier können Sie auf der linken Seite der Waage Ihre Belastungen eintragen und auf der rechten Ihre Ressourcen. Tragen Sie alles ein, womit Sie Stress abbauen und wobei Sie sich entspannen können.

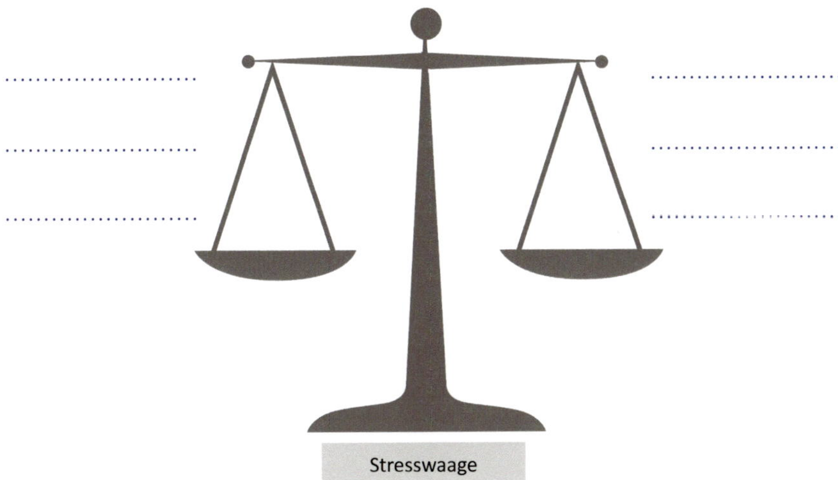

Abb. 33: Die Stresswaage

BEACHTE: Die Übergänge von Gestresstsein, Burn-out, generalisierten Ängsten und Depressionen sind fließend und sollten differenzialdiagnostisch abgeklärt werden.

Ressourcenaktivierung durch Entspannung

Die Progressive Muskelentspannung – 1938 von Jacobson entwickelt – basiert auf der abwechselnden Anspannung und Entspannung von Muskelgruppen. Im Folgenden erhalten Sie eine Anweisung, wie Sie Gesicht, Schultern und Nacken am besten entspannen können. Die zeitlichen Vorgaben für die Pausen betragen ca. 5 Sekunden (kurze Pause) und ca. 10 Sekunden (lange Pause).

„Wir wollen jetzt nacheinander verschiedene Muskelgruppen anspannen und anschließend entspannen. Dazu ist es notwendig, dass Sie sich ganz auf die einzelnen Muskelgruppen konzentrieren. Setzen Sie sich entspannt auf einen Stuhl, lehnen Sie sich an, stellen Sie die Füße nebeneinander, legen Sie die Arme auf die Armlehnen oder auf die Oberschenkel und schließen Sie die Augen.

Konzentrieren Sie sich nun auf die Nase und die obere Wangenpartie.
(lange Pause).

Legen Sie die Nase in Falten.

Anspannen, fest anspannen (kurze Pause) ... und wieder lockerlassen.
(lange Pause).

Konzentrieren Sie sich nun auf Ihren Kiefer.

Pressen Sie die Lippen aufeinander.

Anspannen, fest anspannen (kurze Pause) ... und wieder lockerlassen.
(lange Pause).

Pressen Sie die Zunge an den Gaumen.

Anspannen, fest anspannen (kurze Pause) ... und wieder lockerlassen.
(lange Pause).

Konzentrieren Sie sich nun auf Ihre Schultern. (lange Pause).

Ziehen Sie die Schultern hoch.

Anspannen, fest anspannen (kurze Pause) ... und wieder lockerlassen.
(lange Pause).

Und dann recken und strecken Sie sich, machen die Augen wieder auf und gähnen."

Jede Partie bitte drei Mal anspannen und entspannen.

Ressourcenaktivierung durch Atemübungen

Atemübungen sind ohne großen Aufwand unauffällig durchführbar. Damit sind sie ein hervorragendes Mittel, um die körperlichen Symptome von Stress in den Griff zu bekommen. In Stresssituationen beobachten wir an uns häufig eine flache und schnelle Atmung, die sogenannte **Hochatmung**. Das Zwerchfell – der Haupt-Atemmuskel – verkrampft sich dabei und senkt sich bei der Einatmung nicht mehr vollständig ab. So wird nur noch der obere Lungenbereich als Atemraum genutzt. Die Atemfrequenz steigt an und bereitet uns auf Höchstleistungen vor. Immer verschwindet aber in solchen Situationen die kurze Atempause nach der Ausatmung – normalerweise ein Zeichen von Ruhe und Entspannung –, und wir atmen nur noch ein und aus im steten Wechsel – ohne Erholungsphase.

Eine bewusst herbeigeführte tiefe Atmung im Bauch- und Flankenbereich wirkt dem entgegen. Sie reduziert die Spannung und schafft die beste Voraussetzung für ein Sprechen ohne Anstrengung. Diese Atmung wird häufig **Bauchatmung** genannt, da durch die Abwärtsbewegung des Zwerchfells andere Organe, wie der Magen, ausweichen müssen und von außen für den Atmenden so hauptsächlich eine Hebung der Bauchdecke sichtbar und spürbar wird. Aber natürlich betrifft dieser Vorgang die gesamte Körpermitte, also auch den Rücken- und Flankenbereich.

TIPP: Wartezeiten sinnvoll nutzen

Wartezeiten an der Kasse, im Stau, auf Ämtern und beim Arzt, in öffentlichen Verkehrsmitteln, ja sogar im Auto lassen sich durch die richtige Atemtechnik zur Entspannung nutzen. Atmen Sie langsam und tief in den unteren Atemraum. Nehmen Sie dabei wahr, wie sich der Körper zunehmend entspannt. Sie müssen sogar gähnen? Ein sicheres Zeichen für Entspannung.

„Bauchatmung" im Sitzen. Setzen Sie sich bequem auf einen Stuhl und lehnen Sie sich an, legen Sie die Hände in Nabelhöhe so auf die Bauchdecke, dass sich die Fingerspitzen berühren. Konzentrieren Sie sich auf Ihre Hände und versuchen Sie, die Einatmung dorthin zu lenken. Bei jeder Einatmung dehnt sich der Körper aus, sodass Ihre Fingerspitzen sich nicht mehr berühren, bei der Ausatmung haben die Hände wieder Kontakt. Atmen Sie einige Zeit in Ihrem normalen, d. h.

EXKURS: Drei Schritte zur Stressbewältigung

Schritt ❶: Situationsanalyse

Inhalt: Analyse der Stressoren, ihrer Wichtigkeit bei der Stressauslösung, der bewertenden Gedanken und Stressreaktionen.

- Analyse: Was stresst mich?
- Analyse: Warum stresst es mich?
- Analyse: Was denke ich?
- Analyse: Wie gehe ich bisher damit um?

Methode: Führen eines Stresstagebuchs

Schritt ❷: Ressourcenanalyse

Inhalt: Erarbeitung einer alltagsgerechten Balance und Ermittlung Stress reduzierender Verhaltensweisen:

- z. B. Belohnung
- z. B. Genuss
- z. B. soziale Kontakte
- z. B. Entspannung

Methode: Führen einer Wohlfühl-Liste

Schritt ❸: Stressbewältigung

Inhalt: Auswahl passender Entspannungstechniken und Erstellen eines individuellen Entspannungsprogramms, z. B. aus folgenden Bausteinen:

- Atemübungen zur schnellen Entspannung
- Progressive Muskelentspannung
- Autogenes Training
- Aktive Lockerung, z. B. auf dem Schwungtrampolin
- Bewegung: Walking, Joggen, Tanzen etc.
- Atemübungen zur Stressreduktion in Kombination mit Haltung
- Durchbrechen der individuellen Stresshaltung durch Einnehmen einer bewusst anders gestalteten Haltung

Methode: Führen eines Entspannungstagebuchs

nicht forcierten Atemrhythmus weiter. Wenn es Ihnen schwerfällt, eine Bauchbewegung wahrzunehmen, probieren Sie die Übung zunächst im Liegen aus.

„Bauchatmung" im Stehen. Stellen Sie sich locker hin; die Füße stehen hüftbreit auseinander. Belasten Sie beide Beine gleichmäßig, die Knie sind leicht gebeugt und nicht durchgedrückt. Stützen Sie die Handflächen in die Taille (wie beim Volkstanz) und atmen Sie gegen die Hände tief und langsam ein. Die Atembewegung soll wie ein Schwimmreifen um die gesamte Körpermitte spürbar sein, der bei der Einatmung aufgepumpt wird und bei der Ausatmung wieder Luft verliert.

Die Atempause verlängern. Atmen Sie im Sitzen tief und langsam ein und aus. Nehmen Sie dabei wahr, wie die Bauchdecke sich hebt und senkt. Nach jeder Ausatmung machen Sie eine Atempause von einer für Sie angenehmen Länge. Atmen Sie so einige Zeit langsam weiter. Eine verlangsamte Ein- und Ausatmung beruhigt und baut Stresssymptome ab. Verlängern Sie nun die Pause nach der Ausatmung auf ein Ihnen noch angenehmes Maß.

Die Arbeit „entstressen"

Es folgen drei organisatorische Tipps zur Entschleunigung Ihrer Arbeitsbedingungen.

Delegieren lernen. Arbeit nicht abgeben zu können ist meist kein organisatorisches, sondern ein persönliches Problem. Viele Menschen haben das Gefühl, alles selbst machen zu müssen, um ein möglichst perfektes Ergebnis zu erhalten. Das mag stimmen, ist aber unrealistisch. Jeder Mensch ist ersetzbar.

Rationalisierung der Arbeit. Analysieren Sie Ihre Arbeitsabläufe: Wo lässt sich Ihre Arbeitskraft ökonomischer einsetzen, welche Abläufe sind überflüssig? Welche kosten am meisten Zeit, sind aber nicht ganz so wichtig? Erstellen Sie dann eine Hierarchie der zu erledigenden Arbeiten nach Dringlichkeit und Wichtigkeit. Setzen Sie Prioritäten.

Unterstützung annehmen. Wirkungsvolle soziale Unterstützungssysteme am Arbeitsplatz steigern die Arbeitszufriedenheit und die Leistungsfähigkeit und schützen zuverlässig vor Burn-out.

Allgemeine Regeln zum Umgang mit Stress

Übernehmen Sie Verantwortung für sich und Ihre Gesundheit.
Sehen Sie auch die guten Seiten der Ereignisse.
Achten Sie auf eine aktive Lebensführung.
Pflegen Sie Ihre Sozialkontakte.
Entspannen Sie sich bewusst.
Schaffen Sie sich eine stressfreie Umgebung.
Schaffen Sie sich Ruhe- und Rückzugszonen.
Lernen Sie, sich im Alltag zu freuen und zu genießen.

Fallbeispiele aus der logopädischen Praxis

In zwei Fallbeispielen soll das praktische Vorgehen in der Logopädie verdeutlicht werden.

„ZÄHNE ZUSAMMEN UND DURCH!" … Frau M.

Frau M. ist 40 Jahre alt, Elektrotechnikerin und Projektleiterin in einer großen Firma. Vor einigen Jahren ist sie wegen des Stellenwechsels in die Großstadt gezogen. Einen Freundeskreis hat sie sich hier noch nicht aufgebaut. Sie arbeitet etwa 12 Stunden täglich und kann dann zu Hause nicht abschalten, meist arbeitet sie zu Hause einfach weiter. Ihr Chef ist sehr begeistert von der durchsetzungsfähigen und belastbaren Frau. Sie verbeißt sich regelrecht in neue Themen. Früher hat sie gerne Sport betrieben (Joggen, Fitnessstudio), dazu kommt sie zurzeit nicht. Spätabends liest sie gern, schläft aber meist sofort über einem Buch ein. Seit Kurzem schmerzt ihr Kiefer morgens nach dem Aufwachen und auch das Kauen tut ihr weh. Die Mundöffnung ist eingeschränkt. Nacken- und Schulterverspannungen schmerzen zusätzlich. Der konsultierte Zahnarzt passt eine ausgleichende Aufbissschiene an und verordnet Physiotherapie mit Manueller Therapie und Logopädie. Frau M. leidet zusätzlich unter einer Neuralgie im Gesicht und hat häufig Ohrenschmerzen. Die deshalb zuvor konsultierte HNO-Ärztin und ein Neurologe fanden keine Funktionseinschränkungen und vermuteten einen Zusammenhang mit dem Kiefer.

Die Logopädin erhebt die berufliche Stressbelastung und Bewältigungsstrategien mittels standardisierter Fragebögen. Die Stressbelastung ist sehr hoch, bei den Bewältigungsstrategien fallen negative Kognitionen auf. Insbesondere der Gedanke: „Wenn ich nicht alles selbst mache, geht das Projekt baden" (Perfektionismus) tritt häufiger und Stress verstärkend auf.
Im Therapieplan werden folgende Ziele vereinbart:

- *Führen eines Kiefertagebuchs: Beobachtungsprogramm für Kieferpressen*
- *Aktive Lockerungs- und Weitungsübungen für Kiefer, Zunge und Ansatzrohr*
- *Atemübungen zur Entspannung in den Arbeitspausen*
- *Ressourcenanalyse zur Stressbewältigung*
- *Was ist Entspannung für mich? Programm zur Freizeitgestaltung*
- *Abschlussritual zum Abschalten*
- *Einsatz der Jokerübung*

Als Erstes erarbeiten die beiden ein Abschlussritual, um nach der Arbeit abzuschalten. Frau M. wählt hierfür die Autofahrt vom Arbeitsplatz nach Hause. Sie hört nun ein Musical, das sie sehr mag und laut mitsingt. Dieses Ritual markiert das Ende ihrer Arbeitszeit und vermittelt erste Gefühle von Entspannung. Wenn Sie zu Hause ankommt, soll die Arbeit vergessen sein. Zu Hause will sie nun weder E-Mails aus der Firma lesen, geschweige denn einfach weiterarbeiten.
Ein individuell zusammengestelltes Übungsprogramm soll die Wahrnehmung auf den Bereich Kiefer lenken. Hier hilft ihr insbesondere das Auflegen eines in der Mikrowelle erwärmten Kirschkernkissens die Kiefermuskulatur zu entspannen.
Atemübungen entspannen sie, sie führt deshalb 2- bis 3-minütige Entspannungsübungen in ihren Arbeitspausen, aber auch in Alltagssituationen, wie z. B. im Supermarkt, durch.
Für den Arbeitsalltag entwickelt Frau M. mit ihrer Therapeutin eine Struktur mit angemessenen Arbeits- und Pausenzeiten. In der Analyse treten auch Stress verstärkende Faktoren im Arbeitsablauf zutage, beispielsweise setzt es Frau M. zusätzlich unter Druck, wenn ihr direkter Vorgesetzter sie häufig ohne Ankündigung und angemessene Vorbereitungszeit in Projektsitzungen mit Kunden involviert und sie dann jedes Mal improvisieren muss. Frau M. beginnt, diese Stress verstärkenden Faktoren zu analysieren, aktiv anzusprechen und andere Bedingungen für sich auszuhandeln (Verantwortung übernehmen, Change it).
Am schwierigsten gestalten sich jedoch die aktive Gestaltung des Freizeitbereichs und die Aufgabe der sozialen Isolation, da hierzu Energie notwendig wäre, die Frau M. zurzeit nach Feierabend nicht mehr hat.

Hier wählt sie die Strategie der kleinen Schritte: Frau M. nimmt sich für jede Woche etwas vor, was sie auch umsetzt: Zunächst aktiviert sie ihren alten Freundeskreis am Heimatort und verbringt mehrere Wochenenden bei Freunden (Sozialkontakte), dann besucht sie einen Gruppenkurs Zumba. Schließlich gestaltet sie ihre Wohnung um, bepflanzt ihren Balkon und verbringt im Sommer ihren Feierabend dort (Wohlfühlen und Genuss). Als positive Bewältigungsstrategie stellt sich die Selbstinstruktion: „ich darf Pause machen" heraus, zusätzlich überlegt Frau M., an wen sie in der Firma Arbeit abgeben kann (Leave it).

„AUS DEM LOT GERATEN" ... Herr W.

Herr W., 53, kommt über einen HNO-Arzt wegen einer Stimmstörung und enger Artikulation zur Logopädin. Seine Stimme klingt gepresst und rau. Er „nuschelt" bei sehr geringer Kieferöffnung beim Sprechen. Im Laufe der Diagnostik fällt auf, dass Herr W. im Gesicht unsymmetrisch wirkt, seine Gesichtsmuskulatur ist asymmetrisch, die Mundwinkel sind unterschiedlich hoch. Bei der Artikulation von /L/ und /S/ ist die Zunge lateral zwischen den Zähnen zu sehen. Kaubewegungen und die Öffnungsbewegung des Kiefers sind ebenfalls nach rechts verschoben. Herr W. spricht mit sehr enger Artikulation und leicht nasal. Beim Schluckversuch mit geöffneten breitgezogenen Lippen ist die Zunge an den oberen Schneidezähnen zu sehen und nach rechts verlagert. Funktionsübungen zeigen dasselbe Muster. Ein „Ansaugen der Zunge" am Gaumen ist nicht möglich (Abb. 21). Auch seine Kopfhaltung ist vorgeschoben (Abb. 28), die Schultern sind im Stehen und Sitzen unterschiedlich hoch. Herr W. berichtet von exzessivem Zähneknirschen nachts, sein Zahnarzt habe ihn schon auf den Abrieb des Zahnschmelzes hingewiesen. Morgens schmerze das linke Kiefergelenk regelmäßig. Herr W. bekommt vom Zahnarzt eine Jig-Schiene und später eine ausgleichende Aufbissschiene (Abb. 36 und 37) angepasst. Das Kiefergelenk wird mit bildgebenden Verfahren geprüft. Zusätzlich sucht Herr W. einen Orthopäden auf, um eine Funktionsanalyse des ganzen Körpers zu erhalten. Er bekommt Einlagen angepasst und erhält die Empfehlung, einen Osteopathen aufzusuchen.
In der Stressdiagnostik erreicht Herr W. nur geringe Werte. Seine Tätigkeit als Sachbearbeiter in einer Energiefirma setzt ihn nicht sonderlich unter Druck, sein Familienleben verläuft harmonisch. In seiner Freizeit treibt er viel Sport, fährt Motorrad und bewirtschaftet ein gepachtetes Waldstück.

Allerdings reagiere er immer mit Verspannungen, wenn er doch einmal Stress habe.
Die Logopädin und Herr W. vereinbaren folgende Therapieziele und -inhalte:

- *Myofunktionelle Therapie zum Muskelaufbau im orofazialen Bereich*
- *Schluckübungen zum Aufbau eines funktionalen Schluckmusters*
- *Kompaktprogramm „aktives Kieferlockern"*
- *Dehnübungen für den Kiefer*
- *Artikulationsübungen, insbesondere /L/ und /S/*
- *Erarbeitung einer Anti-Stresshaltung*

Die Zungenfehlfunktion konnte zügig abgebaut werden. Zum Muskelaufbau waren wiederholte Übungsphasen notwendig, die Herr W. auch zu Hause in Form eines Übungsprogrammes umsetzte. Der Kieferbereich konnte in Artikulationsübungen deutlich gelockert werden. In dem Maße, wie der Kiefer sich bei der Artikulation öffnete, verbesserte sich auch die Stimmfunktion. Die Stimme wurde kraftvoller, lauter, resonanzreicher bei subjektiv empfundener geringerer Anstrengung. Eine weiterführende Stimmtherapie wurde dadurch überflüssig.

ZUSAMMENFASSUNG

Bausteine eines wirksamen Stressmanagements sind:

- Wissen um die Stressentstehung
- Entspannungstechniken
- Atemtechniken im Alltag
- Mentaltraining, z. B. positive Bewältigungsstrategien
- Problemlösestrategien
- Sport und Bewegung
- Soziale Unterstützung
- Wohlfühlen und Genuss

Therapiemöglichkeiten bei CMD und Bruxismus

Die Therapie von Kiefergelenkbeschwerden und Zähneknirschen sollte immer ursachenorientiert erfolgen. Je nach vermutetem Auslöser für die Beschwerden kommen verschiedene Fachgruppen infrage, die unterschiedliche, sich ergänzende Techniken zur Verringerung der Beschwerden anbieten. Hier hat sich insbesondere die interdisziplinäre Zusammenarbeit in Netzwerken aus Ärzten und Therapeuten in der Praxis bewährt.

Interdisziplinäre Expertenteams

Folgende Disziplinen können im Rahmen einer CMD/Bruxismus-Behandlung therapeutisch tätig werden (Abb. 34).

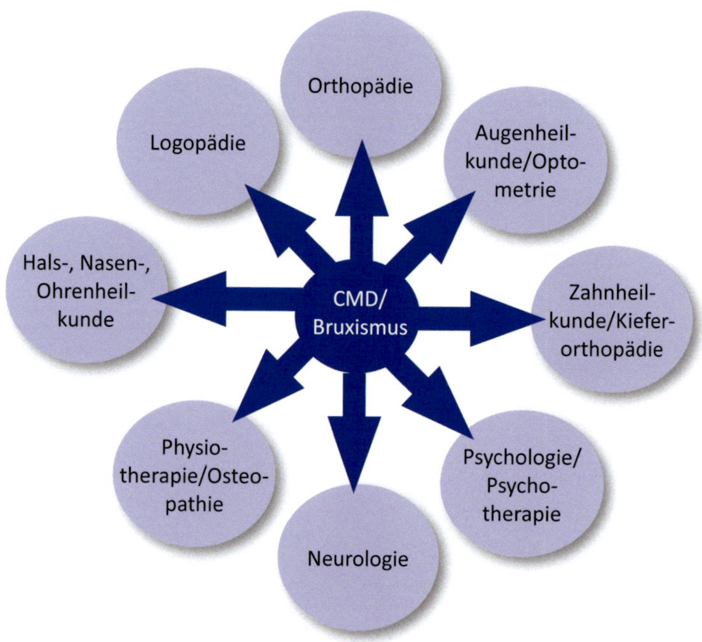

Abb. 34: Interdisziplinäre CMD-Netzwerke

Zahnheilkunde/Kieferorthopädie

Funktionsstörungen des Kausystems können sich auf andere Körperbereiche auswirken und Beschwerden und Erkrankungen des Stütz- und Bewegungsapparates auslösen und umgekehrt. Der richtige Biss ist immer unabdingbare Voraussetzung für ein beschwerdefreies Kausystem, denn ein Fehlbiss kann zu weitreichenden Beschwerden führen. Dementsprechend soll eine zahnärztliche/kieferorthopädische Behandlung mögliche Ursachen für ein bestehendes Ungleichgewicht erkennen und beseitigen. Mithilfe verschiedener Funktionsanalysen des Kiefergelenks können auf CMD spezialisierte Zahnärzte und Kieferorthopäden geeignete Diagnostik- und Therapieverfahren durchführen oder veranlassen. Hierzu zählen u. a. Röntgen- und Volumentomographien des Kiefergelenks und Schädels, Funktionsanalysen des Kiefers, Korrektur von Zahn- und Kieferfehlstellungen sowie eine Schienentherapie.

Orthopädie

Eine Vielzahl der in orthopädischen Praxen vorkommenden Beschwerden, wie Rückenschmerzen, Beckenschiefstand, Skoliose, Kopf-, Nacken- oder Schulterschmerzen, Knie- und Hüftverschleiß sowie Fußbeschwerden, können auch durch eine fehlerhafte Körperhaltung entstehen und damit funktionell bedingt sein. Eine falsche Haltung der Halswirbelsäule z. B. kann das Auftreten einer CMD begünstigen und auch zu Bisslageabweichungen führen und umgekehrt. Dementsprechend soll eine orthopädische Behandlung mögliche Ursachen erkennen und beseitigen, die Körperkoordination untersuchen und Abhilfe bei Dysbalancen bieten. Orthopäden können bei CMD/Bruxismus u. a. eine 3D-Wirbelsäulenlichtvermessung, Einlegesohlen und eine Funktionsanalyse des Stütz- und Funktionsapparates anbieten.

Hals-Nasen-Ohren-Heilkunde

Tinnitus, Ohrenschmerzen, Schwindel, Druckgefühle auf den Ohren oder Schmerzen hinter dem Ohr können auch vom Kiefergelenk oder von der Halswirbelsäule, genauer den kurzen Nackenmuskeln, herrühren. Diese Verspannungen drücken auf Nerven, die den Gehörgang versorgen. Hervorgerufen werden diese Verspannungen häufig durch die Arbeit am PC oder sonstige monotone Tätigkeiten und Haltungen. Daher der Name „Maus-Ohr“, analog zum „Maus-Arm“. Das Ohr ist ein komplexes System, das neben dem Hörsinn auch den Gleichgewichtssinn beheimatet und sich in unmittelbarer Nähe des Kiefers befindet. Die HNO-ärztliche Untersuchung umfasst bei CMD/Bruxismus – je nach Beschwerden – u. a. verschiedene Funktionsprüfungen, eine Ohrmikroskopie, unterschiedliche Hörprüfungen, eine Tinnitusbestimmung, die Untersuchung der Gleichgewichtsorgane sowie die Untersuchung des Kehlkopfes und der Stimmfunktion.

Augenheilkunde/Optometrie

Probleme mit den Augen, wie z. B. Schielen, oder schlecht angepasste Sehhilfen können zu einer Schiefhaltung des Kopfes führen und sich auf die gesamte Körperhaltung auswirken. Wenn im Rahmen von CMD/Bruxismus der Verdacht auf eine Augenerkrankung oder auf falsch angepasste Sehhilfen besteht, sollte ein Augenarzt aufgesucht werden. Auch wenn das Zusammenspiel beider Augen z. B. durch ein Ungleichgewicht der Augenmuskeln gestört ist, versucht man automatisch, dies durch erhöhte Muskeltätigkeit und Anpassung der Körperhaltung auszugleichen. Kopfschmerzen und Nackenverspannungen, schnelle Augenermüdung und Lichtempfindlichkeit, ein eingeschränktes räumliches Sehvermögen oder Doppelbilder können dann die Folge sein. Gelegentlich kann es bei CMD auch zu stechenden Schmerzen hinter den Augen kommen. Verursacht werden sie durch einen Muskel, der für die Vorwärts- und Seitwärtsbewegungen des Unterkiefers verantwortlich ist und der sich hinter der knöchernen Augenhöhle befindet. Diese Problematik kann besonders beim oder nach dem Essen auftreten. Augenärzte/Optometristen können bei CMD u. a. eine differenzierte Sehdiagnostik, die Verordnung von Sehhilfen, eine visuelle Analyse und Visualtraining anbieten.

Psychologie/Psychotherapie

Eine gestörte Kiefergelenkfunktion ist aber nur eine mögliche Ursache für CMD/Bruxismus. Weitere Auslöser können auch zentralneurologische und psychogene Faktoren sein, wie beispielsweise starke seelische und geistige Anspannung, körperlicher und emotionaler Stress, Depressionen oder Angstzustände. Auch Reize aus der Umwelt (z. B. anhaltender Lärm), die die neuralen Verbindungen tagsüber in Anspannung versetzen, müssen vom Gehirn in der Nacht verarbeitet werden. Typische Ursachen für Zähneknirschen und Zähnepressen können auch Stress, Überforderung oder soziale Vereinsamung sein. Wird in schwierigen Lebenssituationen ein bereits vorhandenes Pressen mit den Zähnen intensiver, können Schmerzen oder andere Beschwerden entstehen, die später, wenn der Stressauslöser beseitigt ist, wieder verschwinden. In manchen Fällen kann auch eine Psychotherapie sinnvoll sein, um belastende Ereignisse aus früheren Lebensphasen aufzuarbeiten und dadurch den eigenen Stresspegel zu senken. Sinnvoll ist immer eine Behandlung, die den Umgang mit Stress im Alltag verbessert. Psychologen/Psychotherapeuten bieten bei CMD/Bruxismus Hilfe bei Stress und Therapien bei Ängsten, Depressionen oder Schlaflosigkeit.

Neurologie

CMD/Bruxismus kann auch mit Ausfällen einzelner Nerven, Missempfindungen und Neuralgieformen einhergehen. Diese Beschwerden müssen neurologisch abgeklärt werden. Schmerzen oder Missempfindungen werden im Körper vom Nervensystem weitergeleitet und verarbeitet, z. B. verstärkt oder abgepuffert. Neurologen bieten bei CMD eine Diagnostik der Hirn- und Muskelströme, der Leitgeschwindigkeit von Nerven, eine neuropsychologische Diagnostik bei Depression und Angststörungen und vieles mehr.

Physiotherapie/Osteopathie

In der **Physiotherapie** werden Muskeln, Faszien und Sehnen im Kieferbereich, aber auch im gesamten Körper in ihrer Funktion überprüft. Fehlstellungen der Gelenke, strukturelle und funktionelle Beeinträchtigungen des Bewegungsapparates und der Muskeln (Myopathien) können so behandelt werden. Hierzu können Wärme- oder Kälteanwendungen zur Durchblutungssteigerung der Muskeln hilfreich sein. Die **Manuelle Therapie** ist eine besondere therapeutische Weiterqualifikation. Grundlage der Manuellen Therapie sind spezielle Handgriff- und Mobilisationstechniken, bei denen Schmerzen gelindert und Bewegungsstörungen beseitigt werden. Bei CMD/Bruxismus werden in der Kiefergelenkbehandlung Massagen, Dehntechniken gegen Muskelverkürzungen und Gelenktechniken zur Mobilisation der Kiefergelenke angewandt. Die **Osteopathie** ist ein ganzheitliches manuelles Untersuchungs- und Behandlungsverfahren für die Beweglichkeit des Bewegungsapparats sowie Organe und Gewebe des Körpers. Osteopathen untersuchen die Bewegungsmöglichkeit aller Systeme, die mit den Beschwerden des Patienten zusammenhängen können. Diese werden durch Manipulation, Muskeltechniken und Mobilisation behandelt.

Logopädie/Sprachtherapie

Logopädie hilft bei fehlerhaftem Schlucken, falscher Zungenlage beim Sprechen, aber auch bei Fehlspannungen im Zungen-, Kiefer- und Halsbereich bei Kindern und Erwachsenen. Auch ein Globusgefühl oder andere Missempfindungen von Enge im Hals können durch eine logopädische Therapie systematisch reduziert werden. Nicht selten verringern sich dann auch Kopf-, Nacken- und Rückenschmerzen. Die Diagnose CMD oder Bruxismus führt deshalb häufig zum Logo-

päden. Logopädie hilft weiterhin bei Sprachstörungen, Stimmstörungen (hoher oder nasaler Stimmklang, Heiserkeit), myofunktionellen Störungen und enger Artikulation.
Die Logopädie/Sprachtherapie bietet bei CMD/Bruxismus Information und Beratung, Anleitung zur Selbsthilfe, Funktionsübungen für Kiefer und Zunge, aktive Lockerungsübungen in Form eines Heimtrainings, Stressmanagement, Entspannungsverfahren und Atemtechnik.

Additive Therapieverfahren und Hilfsmittel

Unterschiedliche Aufbissschienen, Biofeedback, homöopathische und medikamentöse Therapie, Hypnotherapie, Botox, elektrische Nervenstimulation und Akupunktur können bei CMD/Bruxismus zur Linderung der Beschwerden eingesetzt werden.

Okklusionsschienen

Eine Okklusionsschiene (Aufbissschiene) kann verschiedene Ziele verfolgen: den Abrieb an den Zähnen zu verringern, Aufbissprobleme auszugleichen, muskuläre Verspannungen zu unterbinden oder die Gleitfunktion des Diskus (Zwischengelenkscheibe) wiederherzustellen. Die Aufbissschiene ist also nicht nur ein reiner Abriebschutz, sondern entlastet auch das komprimierte Kiefergelenk und kann so morgendlichen Schmerzen im Kiefergelenk vorbeugen. Je nach Art der Okklusionsstörung können unterschiedliche Aufbisskorrekturen bzw. Aufbissbehelfe erforderlich sein. Zahnärzte und Kieferorthopäden lassen in der Regel nach einer Funktionsdiagnostik des Kiefergelenks und Aufbisses in Zusammenarbeit mit Zahntechnikern eine geeignete Schiene herstellen. Nachfolgend eine Erklärung der wichtigsten Schienentypen:

Okklusal nicht adjustierte Aufbissschienen. Eine reine Aufbissschiene schützt die Zähne vor Abrieb. Das Knirschen oder Pressen wird damit allerdings nicht verhindert. Die Schiene ist selbst ca. 1 mm dick, dies erzeugt einen größeren Abstand zwischen Unter- und Oberkiefer. Dadurch werden die Ruheschwebelage und das gewohnte Kaumuster verändert und manchmal wird das unbewusste nächtliche Knirschen oder Pressen sogar schon unterbrochen. Die Schiene wird in einem Druckformverfahren über ein Modell des Kiefers gezogen, ausgearbeitet und ohne okklusale Korrektur ausgeführt.

Okklusal adjustierte Schienen. Weit mehr Aufwand erfordern okklusal angepasste Schienen, die im Mund in eine bestimmte therapeutische Position des Unterkiefers eingeschliffen bzw. aufgebaut werden.

Jig-Schiene (auch Tisch-Schiene genannt): Dabei handelt es sich um eine besondere Schienenform zur Entspannungstherapie. Hier haben durch eine Erhöhung im Bereich der oberen Schneidezähne nur die Frontzähne Kontakt (Abb. 36). Kurzfristig führen Jig-Schienen zur schnellen Erleichterung der Beschwerden und zur Unterbrechung eingespielter Vorgänge. In der Regel ist sie aber nicht für den langfristigen Gebrauch geeignet, da das „Stressventil“ Kiefer nicht mehr aktiv sein kann und es durch unbewusstes Vor- oder Zurückschieben des Unterkiefers zu Kompensationen im Biss oder zu Veränderungen an den Schneidezähnen kommen kann. Neben diesen Schienentypen existieren noch weitere Schienen mit unterschiedlichen therapeutischen Zielen. Abb. 37 zeigt eine adjustierte Schiene.

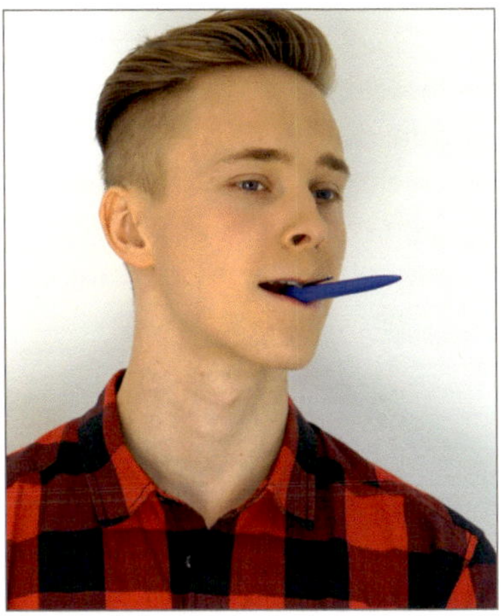

Abb. 35: Selbstversuch zur Wirkung einer Jig-Schiene

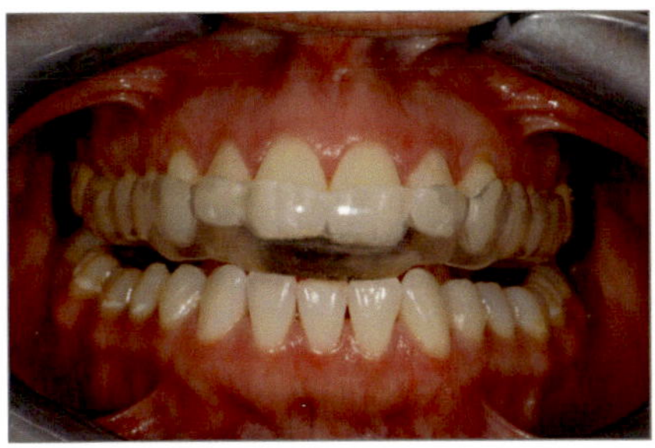

Abb. 36: Jig-Schiene

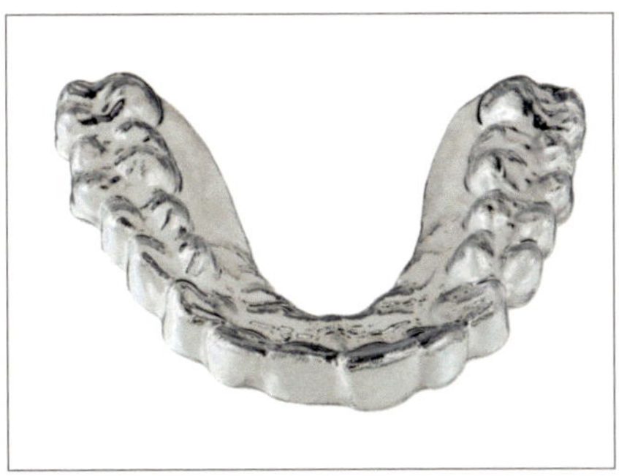

Abb. 37: Bissausgleichende Aufbissschiene für den Unterkiefer

SELBSTTEST: Wirkung einer Jig-Schiene

Legen Sie die Hand etwas oberhalb der Schläfe an den Kopf und beißen Sie mit geschlossenem Mund die Zähne mehrmals fest aufeinander. Sie spüren, wie der Kaumuskel sich anspannt. Nun nehmen Sie einen Kugelschreiber oder Bleistift und legen Sie ihn so in den Mund, dass Sie nur mit den mittleren Schneidezähnen oben und unten auf den Stift beißen (Abb. 35). Fühlen Sie nun wieder den Kaumuskel. Sie werden feststellen, dass er viel weniger stark oder überhaupt nicht mehr hervortritt. Diesen „Abbeißreflex" zum Schutz der Schneidezähne macht sich die Jig-Schiene zunutze. Der Reflex funktioniert auch unterbewusst und somit auch im Schlaf, wenn die Schneidezähne Kontakt haben, und unterbindet zu starke Muskelanspannung.

Biofeedback

Biofeedback ist ein Verfahren der Verhaltenstherapie und Verhaltensmedizin, mit dessen Hilfe normalerweise unbewusst ablaufende psychophysiologische Prozesse durch Rückmeldung (Feedback) bewusst gemacht werden. Dazu werden unbewusst ablaufende Körperfunktionen, wie z. B. die Muskelspannung im Kiefer, mit Sensoren auf der Haut gemessen und entweder mit Bildsignalen sichtbar oder über akustische Signale hörbar gemacht. Hierdurch ist es möglich, den Kauimpuls willentlich zu unterbrechen. Bisher gibt es Geräte für den Einsatz am Tag und z. B. als Schlafmaske auch für den Einsatz in der Nacht. [11]

Homöopathie

Naturheilkundliche Verfahren wie die Homöopathie werden auch zur Behandlung von Bruxismus angewandt. Dabei hat die Homöopathie zum Ziel, die Auslöser – z. B. seelische Belastungen, Leistungsdruck, Schlafstörungen oder Nervosität – mit dem Verabreichen von sogenannten Globuli (lat. Kügelchen) auszuschalten. Diese bestehen aus Rohrzucker (Saccharose), der mit einer verdünnten Urtinktur des jeweiligen Wirkstoffs benetzt und anschließend an der Luft getrocknet wurde. Sie werden je nach Symptom und Intensität bis zu mehrmals täglich, in einfachen oder potenzierten Gaben, eingenommen. Bei CMD/Bruxismus erfolgt dies meistens vor dem Schlafengehen, damit sie ihre Wirkung direkt entfalten können.

Bei der Bruxismus-Therapie mit homöopathischen Mitteln steht eine Bandbreite an Globuli-Präparaten zur Verfügung, z. B.:

- **Cina maritima** gegen Krämpfe und Nervosität,
- **Cuprum metallicum** bei Verkrampfungen und Mattigkeitsgefühl nach geistiger Überarbeitung, Schlafmangel oder Erschöpfung,
- **Magnesium phoshoricum** zur Dämpfung von Nervenimpulsen und zum Abbau von Stress- und Erregungszuständen.

Hypnotherapie

In der Hypnotherapie bzw. klinischen Hypnose werden Trancezustände systematisch für therapeutische Zwecke genutzt. So suggeriert eine hypnotherapeutische Behandlung z. B. eine Verlagerung der Muskelanspannung aus dem Kiefer in die Hand oder ein Erwachen bei jedem Zähneknirschen, bis die Gewohnheit verändert ist oder ein spontanes Lösen der Anspannung im Schlaf erfolgt. Diese Suggestionen werden posthypnotisch gefestigt und die Umsetzung bei einem späteren Gespräch überprüft.

Medikamentöse Therapie

Bei CMD/Bruxismus sind oft schmerzlindernde, entzündungshemmende, muskelrelaxierende oder schlaffördernde Medikamente notwendig, um einer Chronifizierung des Schmerzgeschehens Einhalt zu gebieten.
Zum Einsatz kommen Diazepam, nicht-steroidale Entzündungshemmer (NSAR) oder Lokalanästhesien.

Botoxbehandlung

Eine relativ neue Methode zur Behandlung von Bruxismus ist die Injektion von Botolinumtoxin (abgekürzt Botox) in drei bestimmte Punkte auf jeder Wangenseite im Bereich der Kiefer- und Kaumuskulatur. Die Wirkung soll drei bis sechs Monate anhalten. Das Zähneknirschen soll dabei unterbunden werden, während die Kau- und Sprechfunktion bei richtiger Dosierung vollständig erhalten bleiben soll. Ob eine solche Bruxismus-Therapie sinnvoll ist, muss individuell entschieden werden.

Transkutane elektrische Nervenstimulation (T.E.N.S)

Die Transkutane elektrische Nervenstimulation (T.E.N.S; englisch transcutaneous electrical nerve stimulation) ist eine elektromedizinische Reizstromtherapie niedriger oder hoher Frequenz, die bei Bruxismus vor allem zur Behandlung von Schmerzen (Analgesie) und zur Entspannung der Muskulatur eingesetzt wird. Über Elektroden werden die elektrischen Impulse auf die Hautoberfläche übertragen. Ziel dieser Therapie ist es, die sensiblen Nervenbahnen so zu beeinflussen, dass die Schmerzweiterleitung zum Gehirn verringert oder verhindert wird. Die individuelle Schmerzschwelle soll durch die T.E.N.S heraufgesetzt werden. In Deutschland ist die T.E.N.S-Therapie bei einigen Erkrankungen eine anerkannte Kassenleistung.

Akupunktur

Die Akupunktur hat ihre Wurzeln in der traditionellen chinesischen Medizin (TCM). Nach der Auffassung der TCM ist der Körper von der Körperenergie Qi zwischen den Gegenpolen Yin und Yang auf fest bestimmten Bahnen, den sogenannten Meridianen, durchflossen. Kann Qi nicht mehr ungehindert zirkulieren, können Krankheiten die Folge sein. Akupunktur bedeutet, dass mit dünnen Nadeln diese Blockaden im Energiefluss gelöst werden. Behandelt wird dabei an den Meridianpunkten, die dem betroffenen Organ zugeordnet werden.

Kostenübernahme der Therapie bei CMD/Bruxismus

Während die meisten Leistungen der verschiedenen Disziplinen im medizinischen interdisziplinären Team von den gesetzlichen und privaten Kassen übernommen werden, ist dies bei den additiven Verfahren und Hilfsmitteln, wie Schienenversorgung oder Biofeedback und Akupunktur nicht immer der Fall. Hier empfiehlt es sich, die Übernahme im Einzelfall von der jeweiligen Kasse mit einem Kostenvoranschlag prüfen zu lassen.

Wirksamkeit der Therapieverfahren

Aus der Palette der angewendeten Therapieverfahren wurden hier nur diejenigen aufgelistet, zu denen bereits Studien vorliegen. Dies schließt nicht aus, dass es noch andere im Einzelfall wirksame und noch nicht systematisch untersuchte Methoden gibt. Insbesondere der Schienen- und Gerätemarkt boomt derzeit.

Für die Therapie von Schmerzen der Kaumuskulatur können bei myofaszialen Schmerzen des Kauapparates und des Kiefergelenks folgende Therapieverfahren als effektiv und wissenschaftlich belegt empfohlen werden: Okklusionsschienen, Physiotherapie, Beratung, Selbsttherapie (Hinweise zur Selbstbehandlung, wie weiche Nahrung, Dehnübungen, Wärme- oder Kälteanwendungen), T.E.N.S., Verhaltenstherapie sowie diverse Medikamente zur Relaxation und die Gabe von Entzündungshemmern. [3]

Zu unterscheiden ist dabei zwischen temporär wirksamen Maßnahmen, wie manuelle Therapien und Massagen, die als symptomatische Interventionen zu bewerten sind, und ursachenorientierten Verfahren. Die Studienlage belegt eine höhere Wirksamkeit von kombinierten Verfahren und eine Anhängigkeit von der Therapiedauer.

In verschiedenen Studien konnte nachgewiesen werden, dass verhaltenstherapeutische Maßnahmen in Kombination mit Aufklärung, Selbsthilfeanweisungen, Entspannungstraining und Nachkontrollen kurzfristig ebenso effektiv sind wie die klassische zahnärztliche Therapie mit Okklusionsschienen, Physiotherapie und Beratung/Aufklärung. Über einen Zeitraum von einem Jahr erwies sich Verhaltenstherapie sogar als wirksamer. [2, 3]

Viele Elemente dieser Vorgehensweise – wie Beratung/Aufklärung, Anleitung zur Selbsthilfe, Entspannungstraining oder Strategien zur Stressbewältigung – werden in der Logopädie/Sprachtherapie vermittelt, bislang gibt es aber noch keine Studien dazu.

Die Wirksamkeit von Biofeedback ist belegt bei Kaumuskelschmerzen. Die Effektivität von Akupunktur für die Behandlung schmerzhafter craniomandibulärer Dysfunktion (CMD) wird aktuell wieder kontrovers diskutiert. Zwar ließ sich in vielen Studien die Wirksamkeit des Akupunkturverfahrens für die Behandlung nicht chronischer schmerzhafter CMD-Patienten bestätigen, eine spezifische

Wirkung der Akupunkturpunkte konnte aber bisher nicht bestätigt werden. Zu Homöopathie und Hypnotherapie gibt es (noch) keine eindeutige Studienlage.

ZUSAMMENFASSUNG

Patienten mit Schmerzen der Kaumuskulatur und der Kiefergelenke sind gut behandelbar. In der Therapie sollten einfache, kostengünstige und leicht umsetzbare diagnostische und therapeutische Verfahren Anwendung finden. Sowohl Beratung, Okklusionsschienen, Physiotherapie, Selbsttherapie, Verhaltenstherapie, Entspannungsverfahren und Medikamente haben sich – besonders auch im kombinierten Einsatz – als wirksam erwiesen. In Zusammenarbeit mit anderen Fachrichtungen und einer multimodalen Strategie kann für die meisten Patienten eine höhere Lebensqualität erzielt werden. Dazu muss individuell für jeden Patienten – gemäß seiner Beschwerden – eine geeignete Therapieoption gefunden werden.

Häufig gestellte Fragen / Frequently asked questions (FAQ)

Besteht ein Zusammenhang zwischen Kopfschmerzen und Kiefer?

Man unterscheidet verschiedene Arten von Kopfschmerz: primäre Kopfschmerzen, z. B. Kopfschmerzen vom Spannungstyp, Migräne, Cluster-Kopfschmerz und weitere Formen. Wenn Kopfschmerzen häufiger auftreten, sollte unbedingt ein Arzt aufgesucht werden, denn die einzelnen Formen werden zum Teil unterschiedlich behandelt. Kopfschmerzen vom Spannungstyp äußern sich meist als dumpf drückende Schmerzen im Nacken- oder Stirnbereich. Die Schmerzen sind leicht bis mäßig stark. Ursache dieser Kopfschmerzform kann u. a. eine abgesenkte Schmerzschwelle durch ständig verspannte Muskeln sein. Auch Fehlstellungen des Kiefers und Stress können Kopfschmerzen verursachen. Linderung können dann z. B. Ruhe, Entspannung, Schlaf oder eine Kopf- und Nackenmassage verschaffen. Auch genügend Flüssigkeit und Elektrolyte wie Magnesium können helfen.

Besteht ein Zusammenhang zwischen Schnarchen, Schlafapnoe und Kiefer?

Schnarchen gehört zu den Symptomen von Kiefergelenkerkrankungen. Zahnlücken, nicht perfekt angepasste Füllungen oder Brücken, die Fehlkontakte im Biss zur Folge haben, können eine Fehlbelastung des Kiefergelenks auslösen. Kieferpressen und Zähneknirschen begünstigen diese Entwicklung. Das führt zu einem Verlust der Zahnsubstanz, dadurch wird die Bisshöhe verringert und der Zungenraum eingeengt. Die Folge kann u. a. ein vermehrtes Schnarchen sein.

Nächtliche Atemaussetzer bis hin zur pathologischen Schlafapnoe bei meist starken Schnarchern und Zähneknirschern entstehen durch ein Zusammenspiel von innerer Unruhe und extremen Mundbewegungen beim Knirschen und dem anschließenden Nach-Luft-Schnappen. Das nächtliche Zähneknirschen dient dabei dem Abbau innerer Anspannung und Stress.

Eine unbehandelte Schlafapnoe kann in der Folge depressive Stimmung und Angststörungen nach sich ziehen.

Während die Apnoe kurzfristig zu Tagesmüdigkeit führt und langfristig einen Risikofaktor für Herz-Kreislauf-Erkrankungen darstellt, zerstört das nächtliche Knirschen auf Dauer Zähne und Zahnfleisch und verursacht Schmerzen im Kiefer, chronische Kopfschmerzen und Schlaflosigkeit.

Erste Studien deuten darauf hin, dass auch nächtlicher gastroösophagealer Reflux (Sodbrennen) das Schnarchen und die damit verbundene Atmungsstörung (Schlaf-Apnoe) verschlimmert. Durch den Unterdruck, der beim Einatmen im Brustkorb entsteht, wenn der Luftweg im Rachen während der Atemaussetzer verschlossen ist, wird Magensäure durch die Speiseröhre nach oben gesaugt und macht sich dort an den Schleimhäuten bemerkbar. Viele Menschen mit Schlafapnoe berichten, dass ihr Sodbrennen im Rahmen einer Maskentherapie verschwand, da durch den Überdruck der Maske der Rachen offengehalten wird. Wissenschaftlich betrachtet sind die Zusammenhänge noch nicht ausreichend belegt. Es ist z. B. noch nicht eindeutig geklärt, ob die Schlafapnoe das Sodbrennen verursacht oder umgekehrt.

Besteht ein Zusammenhang zwischen Stimmproblemen und Kiefer?

Es scheint eine größere Gruppe von Menschen mit Stimmstörungen zu geben, die vermehrt nachts mit den Zähnen knirscht und/oder unter CMD leidet. Rein physiologisch ist dies auch zu erklären. Kieferprobleme resultieren in enger Artikulation, dem sogenannten „Nuscheln". Diese Verengung des Schalltrichters bewirkt einen höheren Energieaufwand in der Stimmfunktion. Ein Zuviel der muskulären Aktivität (eine Hyperfunktion) könnte die Folge sein. Allerdings ist das Henne-Ei-Problem auch hier noch nicht abschließend geklärt: Ist zuerst das Kieferproblem da oder ist es eine Folge des Stimmproblems?

Hört das Knirschen irgendwann auf?

Wenn individuelle Ursachen erkannt und behandelt wurden, sollte das Knirschen aufhören bzw. deutlich weniger werden. Manchmal begleitet Bruxismus einen Menschen länger oder tritt in Abständen immer wieder auf. Dann könnte er ein Hinweis auf immer wiederkehrende Belastungssituationen sein, die es zu analysieren gilt. Neben Stressmanagement helfen vielen Betroffenen in diesen Phasen Entspannungstechniken wie Autogenes Training, Yoga oder Progressive Muskelentspannung nach Jacobson.

Mein Kiefergelenk knackt, muss ich zum Arzt?

Wenn Sie unter den Knackgeräuschen leiden, ist ein Eingreifen indiziert und kann z. B. bei vorliegenden Bissanomalien mit einer Aufbissschiene behandelt werden. Eventuell kann eine frühzeitige Behandlung dem Auftreten von akut-schmerzhaften Erkrankungen der Kaumuskulatur oder der Kiefergelenke vorbeugen. Kommen noch weitere Risikofaktoren dazu, sollte auf jeden Fall ein Spezialist für eine weiterführende Funktionsanalyse aufgesucht werden.

Besteht ein Zusammenhang zwischen Reflux, Parodontitis und Kiefer?

Zähneknirschen und -pressen kann nicht nur die Zähne schädigen, sondern auch den Zahnhalteapparat beeinträchtigen und damit zumindest eine bestehende Zahnfleischentzündung (Parodontitis) verschlimmern. Durch den enormen Druck bei Bruxismus wird die Durchblutung des Zahnhalteapparats schlechter, das Zahnfleisch kann zurückgehen, einzelne Zähne können sich lockern und der Knochen kann sich abbauen. Nach aktueller Studienlage vermag der Faktor Bruxismus allein eine Parodontitis nicht auszulösen. Allerdings erwiesen sich Patienten mit Parodontitis anfälliger für Krafteinwirkungen beim Pressen und Knirschen. Bruxismus scheint eine bestehende Parodontitis also zu verstärken.

Anders verhält es sich beim Sodbrennen (Reflux), dem Aufsteigen von Magensäure in der Speiseröhre. Forscher diagnostizierten bei Patienten mit Reflux-Krankheit, deren Schleimhaut aufgrund der Säureattacken verändert war, häufiger auch eine massive Parodontitis im Vergleich zu Reflux-Patienten mit unveränderter Schleimhaut.

Literatur

1. Dapprich, J. (2016): Interdisziplinäre Funktionstherapie, Kiefergelenk und Wirbelsäule. Deutscher Ärzteverlag.
2. Fressmeyer, W., Pfanne, F. (2011): CMD: Häusliche Entspannungs- vers. Schienentherapie. Zeitschrift für Kraniomandibuläre Funktion. 3: 47-58.
3. Kares, H. (2011): Kraniomandibuläre Dysfunktionen auf Grundlage der evidenzbasierten Medizin. Physiotherapie in Theorie und Praxis, 12 Dezember 2011, https://www.vpt.de/news/detail/kraniomandibulaere-dysfunktionen-auf-grundlage-der-evidenzbasierten-medizin/
4. Manfredini, D., Lobbezoo, F. (2009): Role of psychosocial factors in the etiology of bruxism. J Orofac Pain. 23: 153-166.
5. Manfredini, D., Ahlberg, J., Mura, R., Lobbezoo, F. (2015): Bruxism is unlikely to cause damage to the periodontium: findings from a systematic literature assessment. J Periodontol. 86: 546-555.
6. Pausenberger, P. (2009): Die psychische Befindlichkeit sowie der Faktor Stress bei Probanden mit Zeichen und Symptomen funktioneller Erkrankungen des Kauorgans. Diss Uni Greifswald.
7. Peroz, I., Hantel, H. (2010): Stress, Stressverarbeitung und kraniomandibuläre Dysfunktionen – eine Longitudinalstudie. Zeitschrift für Psychosomatische Medizin und Psychotherapie. 56, 1: 23-33.
8. Ponocny-Seliger, E., Winker, R. (2014): 12-Phasen-Burnout-Screening. ASU Arbeitsmed Sozialmed Umweltmed 2014. 49: 927-935. https://www.asu-arbeitsmedizin.com/Archiv/ASU-Heftarchiv/article-623607-110576/12-phasen-burnout-screening-.html
9. Ridder, P. (2011): Craniomandibuläre Dysfunktion. Interdisziplinäre Diagnose- und Behandlungsstrategien. Urban & Fischer.
10. Schütz, B., Kanzlivius, B., Peroz, I. (2006): Stress, Stressverarbeitung und kraniomandibuläre Dysfunktionen. Der Schmerz. 6: 490-497.
11. Shedden Mora, M. (2012): Biofeedback-Gestützte Kognitive Verhaltenstherapie bei Craniomandibulären Dysfunktionen. Dissertation Universität Marburg. https://archiv.ub.uni-marburg.de/diss/z2012/0776/
12. Stelzenmüller, W., Wiesner, J. (2010): Therapie von Kiefergelenkschmerzen. Ein Behandlungskonzept für Zahnärzte, Kieferorthopäden und Physiotherapeuten. Stuttgart: Thieme.
13. Visscher, C. M., Lobbezoo, F., De Boer, W., van der Meulen, M., Naeije M. (2001): Psychological distress in chronic craniomandibular and cervical spinal pain patients. Eur J Oral Sci. 109: 165-171.

14. Wühr, E., Gaus, H., Hüttermann, H., Pfaff, G., Randoll, U., Simmel, M. (2008): Kraniofaziale Orthopädie. Ein interdisziplinäres Konzept zur Diagnostik und Therapie von Patienten mit Muskel- und Gelenkschmerzen innerhalb und außerhalb des kraniomandibulären Systems. Systemische Medizin AG.

Zum Weiterlesen – Zuhören – Entspannen

Schöttl, R. (2011): CMD: Kein Schicksal! Die CMD in den Griff bekommen. MediPlus.
Schmierer, A. (2000): Locker lassen lernen. CD, Hypnos.
Schneidereit, G. (2012): Hypnose gegen nächtliches Zähneknirschen. CD, Mental-Vital.
Schmitter, J. (2017): Wenn der Kiefer knirscht. Systemed.
in Vorbereitung: Leonie Vogt: Reflux. Schulz-Kirchner Verlag.

Internetquellen

Deutsche Gesellschaft für Funktionsdiagnostik und -therapie (DGFDT)

http://www.dgfdt.de/
(Wissenschaftliche Fachgesellschaft für die Erforschung funktioneller Zusammenhänge des craniomandibulären und craniocervicalen Systems sowie deren Wechselwirkung mit anderen Körpersegmenten. Dabei beschäftigt sich die DGFDT mit den Grundlagen, der Prävention, der Diagnostik und der funktionellen Rehabilitation dysfunktioneller Zustände in diesem Bereich sowie deren interdisziplinären Therapie.)

AWMF (Arbeitsgemeinschaft der Wissenschaftlichen Medizinischen Fachgesellschaften e. V.) Leitlinie: Bruxismus, geplante Fertigstellung 31.10.2018

http://www.awmf.org/leitlinien/detail/anmeldung/1/II/083-027.html

Offizielle und umfangreichste CMD-Seite vom National Institute of Health (NIH)

http://www.nidcr.nih.gov/

CMD-Dachverband

http://www.cmd-dachverband.de

CMD-Netzwerke/Spezialisten

Bad Kötzting
Dr. med. dent. Erich Wühr,
http://www.kraniofaziale-orthopaedie.de

Hamburg-Eppendorf
CMD-Zentrum
https://www.cmd-centrum.de

Münster
Zahnklinik der Universität Münster:
https://www.ukm.de/index.php?id=11163

Nürnberg
Vitalia360: http://www.vitalia360.de

Therapie-Netzwerk und Fortbildungsangebote für Kraniomandibuläre Dysfunktion
http://cranioconcept.de

Weitere Spezialisten auf der Seite der Deutschen Gesellschaft für Funktionsdiagnostik und -therapie (DGFDT)
https://www.dgfdt.de/spezialistensuche

Logopäden (dbl)
https://www.dbl-ev.de/service/logopaedensuche.html

Physiotherapeuten
https://www.physio-deutschland.de/patienten-interessierte/physiotherapeutensuche.html

Auch für Österreich und Schweiz CMD-Ärzte: Gesellschaft für Zahngesundheit, Funktion und Ästhetik
https://www.gzfa.de

Bundeszahnärztekammer
https://www.bzaek.de

CMD
Zahnärzte und Kieferorthopäden
Internationale Gesellschaft für Ganzheitliche ZahnMedizin e. V.
Kompetenz-Netzwerk für Orale Medizin
http://www.gzm.org

Die Arzt-Auskunft der Stiftung Gesundheit
https://www.arzt-auskunft.de